数字舌诊基础教程

SHUZI SHEZHEN JICHU JIAOCHENG

主　编　梁　嵘

副主编　王召平　李春清

编　委　李少文

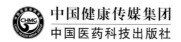
中国健康传媒集团

中国医药科技出版社

内容提要

本书介绍了数字舌诊的具体医学知识，并重点介绍以颜色科学为基础的舌色分类方法，以放大图像为基础的舌的纹理变化特征等知识，对舌诊的知识体系进行了重新编排，是一本将传统的视觉舌诊与数字舌诊融为一体的舌诊学习书籍。本书可供中医科研工作者、中医临床医生、中医药院校师生阅读参考。

图书在版编目（CIP）数据

数字舌诊基础教程 / 梁嵘主编. —北京：中国医药科技出版社，2020.5
ISBN 978-7-5214-1776-0

Ⅰ.①数…　Ⅱ.①梁…　Ⅲ.①数字技术—应用—舌诊—教材　Ⅳ.①R241.25

中国版本图书馆CIP数据核字（2020）第068247号

美术编辑　陈君杞
版式设计　南博文化

出版　**中国健康传媒集团**｜中国医药科技出版社
地址　北京市海淀区文慧园北路甲 22 号
邮编　100082
电话　发行：010-62227427　邮购：010-62236938
网址　www.cmstp.com
规格　787 × 1092mm $^{1}/_{16}$
印张　11 $^{3}/_{4}$
字数　182 千字
版次　2020 年 5 月第 1 版
印次　2020 年 5 月第 1 次印刷
印刷　三河市万龙印装有限公司
经销　全国各地新华书店
书号　ISBN 978-7-5214-1776-0
定价　**69.00 元**

获取新书信息、投稿、为图书纠错，请扫码联系我们。

　　我国现存的第一部舌诊专著《敖氏伤寒金镜录》成书于元代的至正元年（1341），经明代医家薛己的数次刊刻（首次刊刻为1529年）而得以传播。舌诊作为诊法在临床的广泛应用虽然较晚，却后来者居上，清末时，成为与脉诊并重，甚至为医者更为倚重的诊法。

　　舌诊之所以重要，是因为通过舌象，能够完整地观测中医的生命构成（脏腑与气血津液——中医生命观的核心）、把握中医的致病因素（风、寒、湿、燥、火、热毒、痰、食滞、瘀血——中医病因观的核心）、辨识中医的疾病状态（阴、阳、表、里、寒、热、虚、实——中医疾病观的核心）。因此，舌诊是中医的关键诊断技术之一。

　　舌诊是基于视觉的诊法，最早的舌诊专著《敖氏伤寒金镜录》便是一部图谱式的书籍。在刻本出现之前，流传有彩色绘本。由于舌诊图直观，易于研习，使舌诊得以在较短的时间内快速发展。

　　当今，医学影像学已成为一个独立的医学分支，中医也在利用影像学的知识与方法，建立中医的舌诊影像学。现代影像学的立足点是观察活着的生命体，运用影像学的方法来记录、保存、分析舌象，必将促进舌诊的客观化与规范化，使舌诊更好地为中医教育、病证诊断、疗效评价、疑难案例讨论、互联网医疗服务。与此同时，逐步丰富的舌图像数据库，也将成为舌诊的知识创新、技术创新，以及人工智能舌诊的基础。

　　阅读图片是学习视觉医学知识的重要方法。当获得一幅画面清晰、颜色真实、构图标准的舌图像后，我们不仅可以仔细看、反复看，还可以放大看，以便看到更多的舌象细节。当舌象细节的诊断意义被进一步明确时，新的舌诊知识必将应运而生。

在数字舌诊的框架下，本书的工作之一，是尝试对舌诊的知识体系进行重新编排。曹炳章在《辨舌指南》中曾说，"西医重实迹，中医重气化"，我的诠释是"西医重结构，中医重功能"。目前，中医学、西医学都分别在向对方的领域深入。重结构的西医学比任何时候都关注功能医学；重功能的中医学也在深入探索与之相关的微观结构。而探讨舌黏膜的改变与生命活力、功能状态、能量代谢的关系，或许可为舌诊梳理出一个更为清晰的知识框架。本书对古代舌诊知识的再编排，正是本着这样一个初衷。

舌，作为鲜活的生命体的一个局部，其舌质与舌苔的颜色，反映着气、血、津液的质量与运行状态，因此在本书中，颜色被作为一个独立的要素提取出来。测量舌质与舌苔的颜色，将能更为精准地对舌色、苔色进行分类与识别，也将更精确、清楚地认识到舌体颜色在功能医学中的价值。

我相信，在未来的 5 年内，舌图像将作为中医病案的必备诊断资料，被真实、规范地采集、记录下来。当这一目标实现后，中医舌诊数据库会迅速地积累庞大的、连续的数据。数据库中的每一幅舌图像，都经过医生的仔细观察、有着详实的诊断分析和疗效评估。这一高品质的舌诊数据库，将是中医舌诊的理论创新、舌诊智能诊断，以及探讨舌象与疗效评估间关系的不竭的源泉。

在摄影已成为一种生活方式的今天，学习与实践数字舌诊变得非常便捷。本书抛砖引玉，期待着数字舌诊的快速发展，希望数字舌诊能够成为每一位医学工作者的好助手。

梁 嵘

2019 年 6 月 20 日

CONTENTS

目 录

第一章

概说

观察舌在疾病中的变化有很久远的历史,《内经》中记录了热病时的"舌上黄",指的应就是黄苔。《伤寒论》中也记录了白胎(苔)、白胎(苔)滑等在外感病中发生的异常舌苔。但作为诊法应用于病证,舌诊当肇端于宋代,建立于元代,成形于清代,嬗变于清末民国,在当前的信息革命、人工智能时代再次创新。

本章简述舌诊的发展史。

一、基于视觉的舌诊简史

在当前的中医诊断学教科书中,舌诊属于望诊的范畴。这是按照诊法分类进行的划分。在古代,还有一个根据临床辨证进行的划分。这个分类不依望、闻、问、切,而是把临床诊法资料分为脉、证(《敖氏伤寒金镜录》成书以前),或脉、证、舌(《敖氏伤寒金镜录》成书以后)。其目的之一,是方便对复杂和危重病进行鉴别诊断。

在舌诊没有诞生以前,鉴别诊断的模式是脉证从舍,或舍脉从证,或舍证从脉。有了舌诊以后,发展为进行脉、证、舌三者的从舍。因此,也有古人提出,舌诊是一个独立的诊法,不含在望诊之内。

（一）舌诊的肇端

在《黄帝内经》中，记录了中医早期对舌的认识。《黄帝内经》中的舌，不仅仅是解剖学意义上的舌，还是心脏系的组织器官之一[①]（见图1）。这一归类，将舌的异常主要划分至心病的范畴。与此同时，《黄帝内经》也记录了舌（苔）异常与热病的相关性，如热病时，会出现舌上黄、舌干，舌本烂等[②]。

归纳一下，《黄帝内经》记录了舌的两类异常。第一类是发生于舌的病证，是后世建立口齿科的基础；第二类是热病中出现的以舌苔黄、舌干为主的症状，是后世建立舌诊的基础。

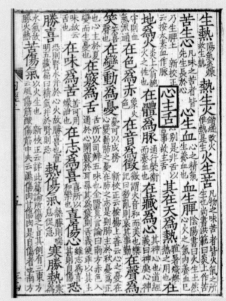

图1　《重广补注黄帝内经 阴阳应象大论篇》中的"心主舌"论述

在《黄帝内经》有关热病舌苔论述的基础上，外感热病专著《伤寒论》提出了"舌上胎"的概念，如栀子豉汤证的"舌上胎"，阳明病的"舌上白胎"、脏结的"舌上白胎滑"等[③]。但根据《伤寒论》将临床资料分为"脉"与"证"的诊法结构来看（见《伤寒论》各篇的篇名，如"辨太阳病脉证并治"，见图2），舌诊尚未作为一个独立的诊法。

[①] 《素问·阴阳应象大论篇》："心主舌……在窍为舌"。《灵枢·五阅五使第三十七》："舌者，心之官也。……心病者舌卷短"。

[②] 《素问·刺热篇》："肺热病者，先淅然厥，起毫毛，恶风寒，舌上黄身热"。《素问·热论篇》："少阴脉贯肾络于肺，系舌本，故口燥舌干而渴。"《灵枢·热病》："热病，不可刺者有九：一曰汗不出，大颧发赤，哕者死；……六曰舌本烂，热不已者死。"

[③] 阳明病，脉浮而紧，咽燥口苦，腹满而喘，发热汗出，不恶寒，反恶热，身重，若发汗则燥，心愦愦，反谵语，若加温针，必怵惕，烦躁不得眠。若下之，则胃中空虚，客气动膈，心中懊恼，舌上胎者，栀子豉汤主之。

阳明病，胁下硬满，不大便，而呕，舌上白胎者，可与小柴胡汤。

若发汗，则口中伤，舌上白胎，烦躁，脉数实，不大便六七日，后必便血。

脏结无阳证，不往来寒热，其人反静，舌上胎滑者，不可攻也。

何谓脏结？答曰：如结胸状，饮食如故，时时下利，寸脉浮，关脉小细沉紧，名曰脏结。舌上白胎滑者，难治。

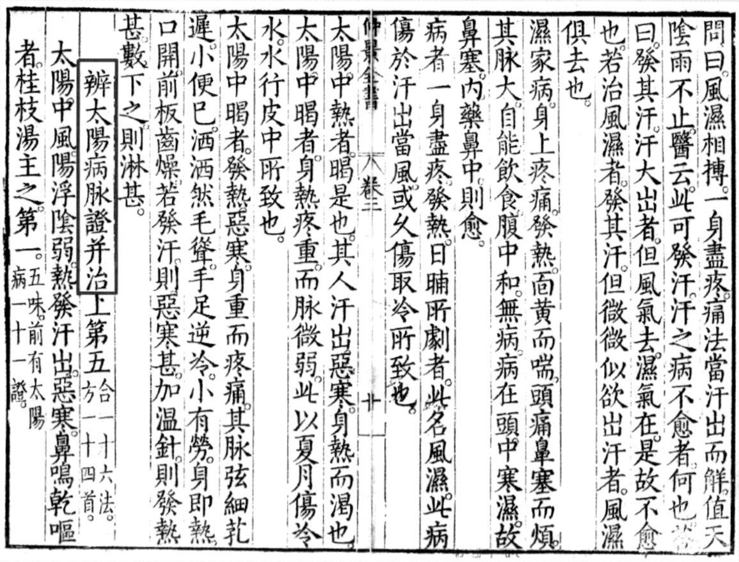
問曰風濕相搏一身盡疼痛法當汗出而解值天
陰雨不止醫云此可發汗汗之病不愈者何也答
曰發其汗汗大出者但風氣去濕氣在是故不愈
也若治風濕者發其汗但微微似欲出汗者風濕
俱去也
濕家病身上疼痛發熱面黃而喘頭痛鼻塞而煩
其脉大自能飲食腹中和無病病在頭中寒濕故
鼻塞内藥鼻中則愈
病者一身盡疼發熱日晡所劇者此名風濕此病
傷於汗出當風或久傷取冷所致也
仲景全書 卷三 十
太陽中熱者暍是也其人汗出惡寒身熱而渴也
太陽中暍者身熱疼重而脉微弱此以夏月傷冷
水水行皮中所致也
太陽中暍者發熱惡寒身重而疼痛其脉弦細芤
遲小便已洒洒然毛聳手足逆冷小有勞身即熱
口開前板齒燥若發汗則惡寒甚加温針則發熱
甚數下之則淋甚
辨太陽病脉證并治上第五 合一十六法方一十四首
太陽中風陽浮陰弱熱發汗出惡寒鼻鳴乾嘔
者桂枝湯主之第一 五味前有太陽病一十一證

图2 《伤寒论》的篇名，表明将四诊资料进一步综合为脉与证两类

第一个从证候的角度，对伤寒病舌苔进行论述者为金代的成无己。他在《伤寒明理论》(1156年)中，对伤寒病的50个证候(主症)进行了鉴别诊断，其中的第22个证候为“舌上胎”(见图3)。

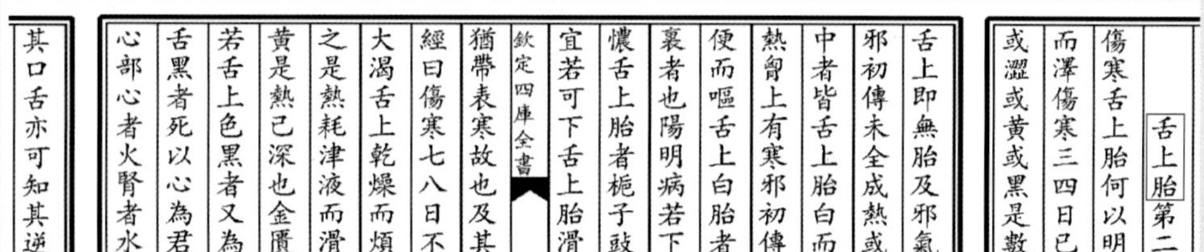
舌上胎第二十二
傷寒舌上胎何以明之舌者心之官法應南方火本紅
而澤傷寒三四日已後舌上有膜白滑如胎甚者或燥
或澀或黃或黑是數者熱氣淺深之謂也邪氣在表者
舌上即無胎及邪氣傳裏津液結搏則舌上生胎也寒
邪初傳未全成熱或在半表或在半裏或邪氣客於胸
中者皆舌上胎白而滑也經曰舌上如胎者以丹田有
熱胸上有寒邪初傳入裏者也陽明病脅下鞕滿不大
便而嘔舌上白胎者可與小柴胡湯是邪氣在半表半
裏者也陽明病若下之則胃中空虛客氣動膈心中懊
憹舌上胎者梔子豉湯主之是邪客於胸中者也藏結
宜若可下舌上胎滑者則云不可攻也是邪未全成熱
欽定四庫全書 傷寒論注釋 傷寒明理論
猶帶表寒故也及其邪傳為熱則舌之胎不滑而澀也
經曰傷寒七八日不解熱結在裏表裏俱熱時時惡風
大渴舌上乾燥而煩欲飲水數升者白虎加人參湯主
之是熱耗津液而滑者已乾也若熱聚於胃則舌為之
黃是熱已深也金匱要畧曰舌黃未下者下之黃自去
若舌上色黑者又為熱之極也黄帝鍼經曰熱病口乾
舌黑者死以心為君主之官開竅於舌黑為腎色見於
心部心者火腎者水邪熱已極鬼賊相刑故知必死觀
其口舌亦可知其逆順矣

图3 《四库全书》之《伤寒明理论》的“舌上胎”条文

成无己对症状鉴别诊断的撰写格式是：“伤寒××，何以明之？”接着，便对该证候进行解释，如“舌上胎”之前的第21个症为“懊憹”。成无己曰：“伤

寒懊侬，何以明之？懊者，懊恼之懊；侬者，郁闷之貌，即心中懊懊恼恼，烦烦侬侬，郁郁然不舒畅，愦愦然无奈，比之烦闷而甚者"。再如"舌上胎"之后的第23个症是"衄血"，成无己曰："伤寒衄血，何以明之？鼻中出血是也"。但在"舌上胎"的解释中，成无己是这样写的："伤寒舌上胎，何以明之？舌者心之官，法应南方火，本红而泽。"书写的格式与其他条目不同，说明这是一个新的证候。

中医在认识新事物时，最常用的方法是基于已知的知识，来探讨未知的事物，这就需要从固有的藏象理论中寻找依据。成无己所说的"舌者心之官，法应南方火"，其依据是《灵枢·五阅五使篇》中的"舌者，心之官也"，以及《素问·阴阳应象大论篇》的"南方生热，热生火。火生苦，苦生心，心生血，血生脾，心主舌。其在天为热，在地为火，在体为脉，在脏为心，在色为赤……在窍为舌"。

"藏象"是中医基础理论的核心。寻找藏象理论的目的，在于建立起4个关键词，即舌、心、南方、火之间的关系。由于舌与心有关，心与南方有关，南方与火有关，由此便证明了舌与火有关。

根据这一推导，成无己提出了正常舌象的两个要素，即"本红"与"泽"。"本红"，指舌体为红色；"泽"，主要指舌体（包括舌苔）鲜亮湿润，有津液。

上述推导的意义在于：当证明了热邪可以影响舌的"红"与"泽"时，便可以顺理成章地解释伤寒病时出现的舌苔干、涩、黄、黑等异常变化。[1]

成无己在对《伤寒论》舌胎（舌苔）知识进行总结的基础上，从辨证的角度，梳理了伤寒病传变中的舌苔变化规律，提出正常舌的特点是"本红而泽"。特别是在文末提到："观其口舌，亦可知其顺逆矣"。成无己对上述"舌上胎"知识的梳理与诠释，是为舌诊之肇端。

---

[1] 成无己说："伤寒舌上苔，何以明之？舌者心之官，法应南方火，本红而泽。伤寒三四日已后，舌上有膜，白滑如苔，甚者或燥或涩，或黄或黑，是数者，热气浅深之谓也。邪气在表者，舌上即无苔；及邪气传里，津液结搏，则舌上生苔也。寒邪初传，未全成热，或在半表，或在半里，或邪气客于胸中者，皆舌上苔白而滑也。"

（二）舌诊的建立

元代，诞生了现存第一部专论伤寒舌诊的著作《敖氏伤寒金镜录》（1341年）。书的作者之一杜清碧明确提出：要把临床资料的分类模式从脉、证改变为脉、证、舌。他在序中开篇即说："凡伤寒热病传经之邪……必辨其脉、证、舌"（见图4）。把辨舌放到与辨脉、辨证候并重的位置。

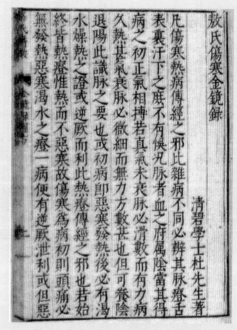

图4　《敖氏伤寒金镜录》杜清碧序

《敖氏伤寒金镜录》中共记录了36个舌图，是一部图谱式的著作。如序所说，每个舌图后有证候及脉的描述，舌、证候、脉之后是治疗方剂。与《伤寒论》的脉、证后附方，方证相应的书写格式相类似，具有很强的实用性，该书序中说："相传得斯，不误天下苍生。"（见图5）即运用舌诊辨伤寒，治伤寒，可显著提高伤寒病的诊疗效果。

但从目前的文献来看，《敖氏伤寒金镜录》成书后，并没有对伤寒病的诊治产生广泛影响。推动舌诊从秘传到公开传播者，是明代的医生薛己（1487—1559）。因此，从《敖氏伤寒金镜录》成书，到薛己的第一次刊刻，经历了180多年。

据薛己说，他曾听说有的医生会通过辨舌来诊治伤寒病，十分有效，但总不得亲见。1508年，即他任太医院院士期间，终于见到一个会辨舌色的人。于是薛己向他咨询舌诊之术，但此人始终没有开口。[①]可见，在明代薛己的时期，舌诊并不是为大多数医生所掌握的诊法技术。

---

① （明）薛己，《敖氏伤寒金镜录》自序："余于正德戊辰岁，见一人能辨舌色，用药辄效。因扣之，彼终不言。偶于南雍得《金镜录》，归检之，乃知斯人辨舌、用药之妙，皆本是书"。

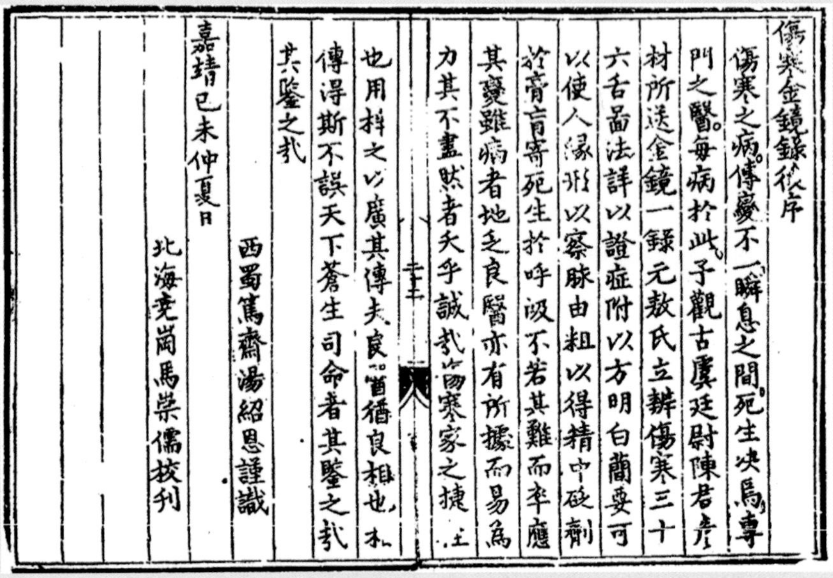
傷寒金鏡録後序
傷寒之病傳變不一瞬息之間死生决焉專
門之醫每病於此予觀古虞廷尉陳君彥
材所送金鏡一録元敖氏立辨傷寒三十
六舌圖法詳以證症附以方明白簡要可
以使人緣形以察脉由粗以得精中砭劑
於膏肓寄死生於呼吸不若其難而卒應
其變雖病者地乏良醫亦有所據而易爲
力其不盡然者夭乎誠哉傷寒家之捷徑
也用梓之以廣其傳夫良醫猶良相也木
傳得斯不誤天下蒼生司命者其鑒之哉
共鑒之哉
西蜀篤齋湯紹恩謹識
嘉靖己未仲夏日
北海竟崗馬崇儒校刊

图5 汤绍恩刻《伤寒金镜录》后序（1535年）

后来，薛己在南京的太医院藏书中，发现了《敖氏伤寒金镜录》。于是，在他就任南京太医院院判的1529年，第一次刊刻了此书。希望通过此举，让医生们能够掌握这门技法。1530年，薛己以奉政大夫南京太医院院使的身份致仕（交还官职），但他仍不忘走访于地方官员之间，力促地方官主持刊刻《敖氏伤寒金镜录》，以为伤寒病流行时的救急医疗做准备。在汤绍恩任绍兴知府期间，主持刊刻了《伤寒金镜录》。他在后序中说："伤寒之病，传变不一，瞬息之间，死生决焉。专门之医，每病于此。……元敖氏立辨伤寒三十六舌图，……明白简要。……虽病者地乏良医，亦有所据，……伤寒家之捷径也。用梓之，以广其传"（见图5），说明地方官把刊刻《敖氏伤寒金镜录》作为防治伤寒病流行的措施之一。

1556年，薛己经廷尉钱体仁的辅助，再次刊刻《敖氏伤寒金镜录》。通过薛己的大力推广，出现了《敖氏伤寒金镜录》的传播热潮。该书既有单行本，也有附录在其他著作中的形式，如明代医家徐春甫（1513—1596）所撰《古今医统大全》、明代的王肯堂（1549—1613）所撰的《证治准绳》，都收录了《敖氏伤寒金镜录》。

《敖氏伤寒金镜录》的传播不仅限于国内，还传到了日本、越南，以及欧洲。日本于承应三年（1654）和刻出版了《敖氏伤寒金镜录》。除了和刻本，也有中国传去的《薛氏医案》《证治准绳》等流传，并有多种抄本，书名也名目繁多，如《金镜录伤寒验证古法图说》《伤寒金镜舌法》《杜清碧验证舌法》《验证舌法》《伤寒三十六舌》《经验舌证明鉴》《病相舌之传》《舌考》《舌诊考》等（见图6—11）。

越南国家图书馆的《杨氏医方国语歌》中有《敖氏伤寒金镜录》的内容（见图12）。越南的汉喃研究所的《新撰医宗统》（Tan Soan Y Tong Thong）中，也保存有《伤寒传变三十六舌》的文字内容与舌图。①

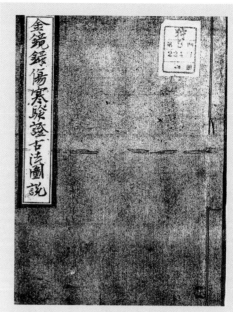

图6　《金镜录伤寒验证古法图说》的封面，狩野文库藏书

可以说，《敖氏伤寒金镜录》的成书与传播，标志着伤寒"辨舌"已发展为一个独立的诊法——舌诊。

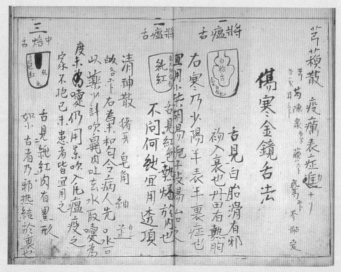

图7　《伤寒金镜舌法》的舌图，京都大学附属图书馆富士川文库藏书

① 越南的资料和舌图由日本茨城大学教授真柳城先生提供。

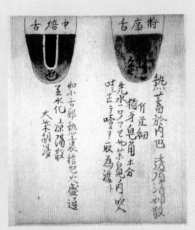

图8　《经验舌证明鉴》的舌图，京都大学附属图书馆富士川文库藏书

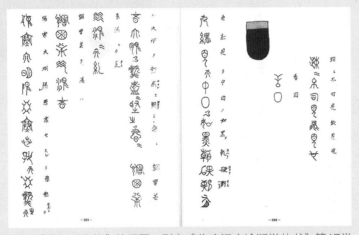

图9　《病相舌之传》的舌图，引自《临床汉方诊断学丛书》第17卷

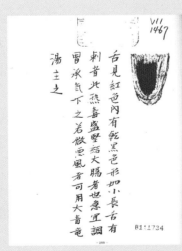

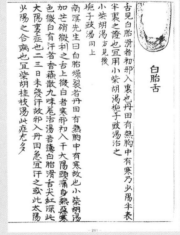

图10　《舌考》的舌图，引自
《临床汉方诊断学丛书》第11卷

图11　《舌诊考》的舌图，引自
《临床汉方诊断学丛书》第11卷

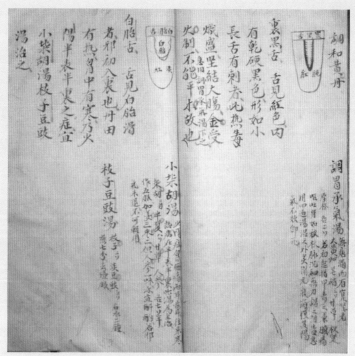

图12 《杨氏医方国语歌》的舌图，越南国家图书馆藏书

（三）舌诊体系的形成

随着《敖氏伤寒金镜录》的传播和舌诊在临床的应用，陆续出现了一些新的舌诊专著。这些作者开始考虑两个问题：一是构建舌诊的诊法体系；二是沟通中医基本理论与舌诊之间的关系。

1. 构建舌诊的诊法体系

所谓舌诊的诊法体系，就是把临床散在的舌诊知识系统化，使舌诊成为有临床理论贯穿其中的诊法。由于舌诊是从伤寒病的诊治中发展起来的，所以，初建的舌诊诊法体系有两条主线。一条主线是舌的颜色诊，这是诊法的纲领；一条主线是伤寒六经病，这是辨证的纲领。

最早进行这一尝试的是明末清初申斗垣的《伤寒观舌心法》（又名《伤寒舌辨》）。该书未记录写作年代[①]。

[①] 范行准先生认为，《伤寒观舌心法》当成书于万历年间。见范行准《中国医学史略·舌诊》："万历中申拱辰作《伤寒观舌心法》。"笔者亦认为，《伤寒观舌心法》当成书于吴又可《温疫论》（1642）之前。理由为：在《伤寒舌鉴》（1668）中收录了《温疫》的膜原舌诊（第30舌"瘟疫初犯膜原"）。但这一舌象在《伤寒观舌心法》中未见。

（1）对舌上颜色的分类与认识

《伤寒观舌心法》把"伤寒病"时的舌象以颜色为核心分为八类，分别为白胎（苔）、红舌、紫舌、黄舌胎（苔）、黑舌胎（苔）、霉酱衣色胎（苔）舌、蓝色胎（苔）舌和灰色舌。从上述命名可以看出，申氏已经意识到区分舌质与舌胎，故有红舌和紫舌的分类。

《伤寒观舌心法》对异常舌象的描述已相当丰富，如白苔有微白、轻白、薄白、厚白、干厚白、纯熟白、淡白透明等。

黄苔有微黄、纯黄、全黄、老黄、乾黄、黄滑等。

黑苔有淡黑、纯黑、干黑、黑滑，尚有双黑、黑心、黑形如小舌、底黑、黑晕、数点似滴墨等。

红舌有为淡红、鲜红、纯红、红甚、赤甚等，并描述了与红舌兼见的红星、刺、红点坑烂如虫蚀（即舌疮）、舌胀、重舌、裂纹、细瘦长、舌出血、萎软、强硬等异常舌象特征。

上述有关舌质、舌胎（苔）的分类与论述，多为后世医家所采纳，在很长一段时间内，是舌诊的诊法框架。

（2）以六经辨证为纲领归纳舌象

《伤寒观舌心法》记录了135个异常舌象，除了"妊娠总论"中记录的16个舌象外，申斗垣以六经辨证为纲领，对舌象进行了归纳（见表1）。共计81舌被纳入了六经辨证体系，其中太阳病9舌，阳明病32舌，少阳病11舌，太阴病舌7舌（含妊娠1舌），少阴病7舌，厥阴病8舌，合病7舌。

除去"妊娠总论"的15个舌象外（有一个舌象为太阴病），还有38个舌象不能归入六经辨证体系。申氏认为这些舌象与瘟病、里热炽盛，以及因热盛造成的伤阴有关。

表1　《伤寒观舌心法》的舌象与六经病的关系

分类	太阳	阳明	少阳	太阴	少阴	厥阴	合病、并病、直中、两感	其他	合计
白胎	5	8	6	3	2	1	3	2	30
红舌	3	10	3		4	1		12	33
紫舌	1	2				2		6	11
黄舌胎		8					3	7	18

续表

分类	太阳	阳明	少阳	太阴	少阴	厥阴	合病、并病、直中、两感	其他	合计
黑舌胎		1			1	2	1	6	11
霉酱衣色胎舌								2	2
蓝色胎舌			1		1				2
灰色舌		3	2	2		2		3	12
合计	9	32	11	6	7	9	7	38	119

　　继《伤寒观舌心法》之后，最有影响力的舌诊著作为清代张登的《伤寒舌鉴》（1668年）。张登在序言中说，这本书是在对《伤寒观舌心法》"正其错误，削其繁芜，汰其无预于伤寒者，而添入家大人治按所纪及己所亲历"的基础上形成的，共论述了120舌（注：除去妊娠6舌，共114舌）。张登的舌诊书也是以舌的颜色为诊法主线，以六经辨证为分证原则撰写的（见表2）。

　　但在《伤寒舌鉴》中，能归纳到六经辨证中的舌象，已从《伤寒观舌心法》的68%减少到49%。这些不能用六经辨证归纳的舌象，被张氏归属为里热、火过极、瘟热、热毒、邪毒、温病等。

表2　《伤寒舌鉴》的舌象与六经病的关系

分类	太阳	阳明	少阳	太阴	少阴	厥阴	合病、并病、直中、两感	其他	合计
白胎舌	4	6	6	1			5	7	29
黄胎舌		8						9	17
黑胎舌						1	2	11	14
灰胎舌		1		2	2		2	4	11
红色舌	2	4		2				18	26
霉酱衣色胎舌								3	3
蓝色胎舌				2					2
合计	6	19	6	3	4	3	9	52	102

　　《伤寒舌鉴》之后，有王景韩的《神验医宗舌镜》。作者立意用六经分证的方法来归纳舌象，但实际上被纳入六经病的舌象只有37个，占43.8%。

表3　《神验医宗舌镜》的舌象与六经病的关系

伤寒	太阳	阳明 （里、胃）	少阳 （半表半里）	太阴	少阴	厥阴	合病、并病、直中、两感	其他	合计
3	2	6	6	1	2		14	59	96

上述不能被纳入六经辨证的舌象，大多是热证舌象。舌诊使医家对热病的发展以及传变规律有了新的认识，这些新知识，最终促使舌象的分类研究突破了六经分证的框架。

（3）创建卫气营血辨证的舌诊

在《敖氏伤寒金镜录》中，敖氏所描述的前12个舌象，主要是由热邪所致的红舌和黑舌，因此可以说，《敖氏伤寒金镜录》是热病舌诊研究的滥觞。经过数百年的积累，最终由叶天士（1666—1745）集大成。叶氏在《温热论》中描述了温病卫分证、气分证、营分证、血分证的舌象特征，使舌诊成为卫气营血辨证的核心内容。

叶天士的由博返约，使温病舌象的特征及演变过程更加明确、清晰。大体卫分证的舌象特征是舌的边、尖红，舌苔薄白；气分证的舌象特征是舌红、苔黄而干燥；营分证的舌象是舌红、少苔，舌上看似湿润；血分证的舌象特征是舌色红绛、发斑，甚至出血。

在日本的江户时代，六经病的方剂与舌象特征的相关性得到了更为充分的讨论，但遗憾的是没能接受到中国温病舌诊的影响。同时，随着明治维新的医学变革，汉方医学的伤寒舌诊也失去了进一步研究与发展的条件。

2. 构建舌诊的基础理论

古人所指的舌诊基础理论，主要是建立舌与脏腑、经络之间的联系。虽然在成无己的《伤寒明理论》中，已经论证了舌与心的关系，但这远远不够。舌诊必须要像脉诊那样，建立起与五脏六腑的关系。如在诊脉之处，有脏腑的分部，同理，在舌体上，也要有各个脏腑的分部，才能使舌诊成为有基本理论支撑的诊法。这就需要在医疗实践中发现新的知识。

薛己曾基于五色与五脏的关系，尝试建立舌诊理论。他认为舌诊是一个颜色诊法，白（苔）色应肺脏，红（舌）色应心脏，黄（苔）色应脾脏，青（舌）色应肝脏，黑（苔）色应肾脏。[①]但这并没有解决舌面上的脏腑分部问题。

于是，王景韩在《神验医宗金镜》中提出："夫诊家之有部分，譬如八卦之

---

① 薛己提出："舌白者，肺金之色也。……舌青者，肝木之色也。……舌黄者，由火甚，则水必衰。所以一水不能制五火而脾土自旺。故色黄也。舌红为热。心火之色也。……舌黑亦言为热者，有火热过极，则反兼水化，故色黑也。五色应五脏固此此。"以五色五脏理论为舌诊提供理论基础。参见薛己《口齿类要》舌症四。

定位，八阵之定法也。虽八卦变为六十四卦，八阵变为六十四阵，而其中井井不紊，请得而详言之。"提出必须要在舌上找到五脏分部的紧迫性。王景韩进一步阐发说："此舌与身俱来，此部分即与舌俱来。舌之胎色，内应脏腑。舌之一定部分，亦犹乎脏腑之一定部位也。故脉有脉之部分，面有面之部分，而舌亦自有舌之部分。经云：先明部分，万举万当。"

明部位，则可万举万当！部位是脏腑，联系脏腑的纽带是经络，因此，舌诊理论的构建从经络入手。王景韩作了"论舌应脏腑经脉"一文，他说："原夫舌，禀坤顺之体，而有乾健之用。内应五脏六腑，外应十二经脉。……其在人也，为心窍，而肺与肝、膈膜与之相连，而脾与肾系络与之相贯。……至于十二经脉之运行，夫舌者，尤凿凿可考。《内经》谓十二经脉、三百六十五络，其血气皆上于面而走空窍。头面七窍，舌居其一，凡通身阴阳经络，无所不聚。"也就是说，找到五脏六腑的经络通往舌的证据，就可以建立舌的脏腑分部了。

王景韩虽然提出了建立舌的脏腑分部的路径，但新学说却并不能一蹴而就，这个任务留给了以后的医家。

清代沈月光的《伤寒第一书》（1780），首次论述了舌上的经络分布。"经络分各经部位，分各经颜色，又分上脘中脘下脘。故凡看病，但一见舌苔，认明系何经颜色，即知系何经证，应用何经药。""伤寒治法，虽凭脉证以为准，而尤重舌苔以分经。如舌之尖属心经，中心至根属肾经，两旁肝胆，四边属脾经。铺面白苔是肺经，满舌皆是胃经。"

在古人眼里，经络是个实实在在的存在，它是身体器官与脏腑发生联系的通道。可以说，舌的经络分布，乃是舌的脏腑分部的前身。

由于舌诊是颜色诊，所以古人须先把颜色与经络联系起来。

吴坤安的《伤寒指掌》（1796年）记录了两种舌的脏腑分布。其中的"部位"分部，是脏腑在舌的定位，曰："满舌属胃，中心亦属胃。舌尖属心。舌根属肾。两旁属肝胆。四畔属脾。""形色"分部，采用的是经络学说。曰："白苔肺经。绛苔心经。黄苔胃经。鲜红胆经。黑苔脾经。紫色肾经。焦紫起刺肝经。青滑胃经。"

上述的舌上脏腑分部说，在陈修园的《医医偶录》（1803）变化为："舌尖主心，舌中主脾胃，舌边主肝胆，舌根主肾。"[①]

至此，在舌的脏腑分部，还缺少肺脏的位置。

《医述》（1826）中说："五脏之精，皆由脾胃而上贯于舌。舌尖属心，舌本属肾，舌中属脾，舌左属肝，舌右属肺，"记述了肺脏在舌的分部部位。

至付松元的《舌胎统志》（1874），更为详细地论述了舌的脏腑分部，"辨舌分五部，曰舌尖以候上焦心肺，曰舌中央以候脾胃与二肠，曰舌根以候肾源与二便，曰舌傍左候肝胆，右候脾肺，曰舌边以候三焦膜原与两胁之邪。"

梁玉瑜的《舌鉴辨证》（1894），开卷即载全舌分经图（见图13），并用文字详细解释说："舌根主肾命、大肠，应小肠、膀胱；舌中左主胃，右主脾；舌前面中间属肺；舌尖主心、心包络、小肠、膀胱，应大肠、命；舌边左主肝，右主胆。舌尖统应上焦；舌中应中焦，舌根应下焦。"梁氏认为，根据这个全舌分经图，就能够"察各脏病机"了。

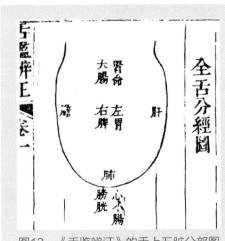

图13　《舌鉴辨证》的舌上五脏分部图

至此，基于脏腑经络学说的舌诊基础理论终于在清末得以完善，从而使舌这个外在的、局部的器官，成为能够反映内在的五脏病变的镜子。

（四）舌诊的嬗变

舌诊的嬗变，因于西学东渐。

1860—1895年，是中国近代史上的洋务运动时期，带来了西方科技文献输入中国的高潮。1895—1911年，是维新变法和辛亥革命时期，中国人开始独立翻译西方的书籍。

根据下述三部反映译书情况目录书籍，可大体了解当时的医学书籍输入概况。

1.《西学书目表》，1896年梁启超编。反映的是1880—1896年间翻译的西书。其中纪录医书39部，占总数的11.4%。

[①]（清）陈修园，《医医偶录》。"舌者心之窍。凡病俱现于舌。能辨其色，症自显然。舌尖主心，舌中主脾胃，舌边主肝胆，舌根主肾。"

2.《东西学书录》，1899年徐维则编。主要收录1896—1899年间新译书籍。出版时对《西学书目表》未列的西书有所增补。增版时，又增加了1899—1902年间的新译西书。总计医药书籍45部，占总数的7.9%。

3.《译书经眼录》，1904年顾锡广编。反映的是1902—1904年间翻译的西书。其中卫生类9部，占总数的1.7%。

清代末期，对待大量传入的西方科学知识，已经不能像洋务运动时期时，可以漫谈中体西用，移花接木。大量西医书籍的引入，以及西医杂志、西医学校、西医医院的兴办等一系列因素，使中医学面临着与西方医学知识汇通的新局面。舌诊成为中西医汇通中最有成绩的部分。正如《辨舌指南》的作者曹炳章所说："西医重实迹，中医重气化"。把西医作为身体结构的舌与中医反映机体功能状态的舌结合起来，是舌诊之中西医汇通的指导思想。在清末至民国时期，出现了一批中西医汇通的舌诊著作，促成了舌诊的嬗变。

目前看到的最早把西医的解剖、生理学引进舌诊的是刘恒瑞的《察舌辨症新法》。根据刘恒瑞的自序，可知作者于1910年和袁桂生等创办"医学扶轮报"。1910年的年底，刘恒瑞将《察舌辨症新法》刊登在报上。因辛亥革命之故，报纸停刊，未能得以全文登载。后因阅扶轮报之旧友不断索要，乃将该文稿加序后，送绍兴医学报社出版。

《察舌辩证新法》全书仅5千余言，开篇即言："舌为胃之外候，以输送食物入食管胃脘之用。其舌体之组织，系由第五对脑筋达舌。其功用全赖此筋运动。……中医以舌苔辨症者，以其苔堆于表面，易于辨认，而未知苔因何而生。此理未明，其辨症之识，必有毫厘千里之误。此原理之不可不讲也。"

刘氏所指之"原理"，是基于组织结构的西医学知识。他在构筑舌诊的"原理"时说："夫舌之表面，乃多数极小乳头铺合而成。此乳头极小微点，其不易见时，非显微镜不能窥见。易见时，形如芒刺，摸之棘手，或隐或见，或大或小，或平滑，或高起，随时随症，变易不定。苔即胃中食物腐化之浊气，堆于乳头之上，此舌苔所由生也。"

舌诊就此迈上了中西医汇通之路。

刘恒瑞之后，有何廉臣[①]对吴坤安《伤寒指掌》中的"察舌辨证法"进行

---

① 何廉臣（1861—1929），名炳元。浙江绍兴人。自幼读经书，兼习医。甲午前后弃儒，专事医学。庚子后，着力于汇通中西医学。著述颇丰。

了重订，更名为《感症宝鉴》，约于1912年出版。该书中载有周雪樵[①]的评语，还引用了合信[②]、柯为良[③]、下平用彩[④]的论述。如周雪樵所说："舌膜与消化部各器具连，故能显示消化部之病。又与津液器、循环器有密切之关系。验苔之法，以润燥为两大纲。血热而多则色红，血寒而少则色淡。若胃有燥粪，胆汁无事则逆流而上，其色即黄。其所以色黑者，表明血中有毒也。而舌与心、肺、肝、胃、大小肠等相关，故苔色为治病一要据。"[⑤]周雪樵所说的消化部、津液器、循环器等，均本源于当时的西医学。

何廉臣引用下平用彩的内容最多。如"舌之当注意者，为大舌、舌苔、溃疡、创伤、瘢痕、肿疡及运动状态。"

具体内容为：

（甲）大舌之增大者，为巨舌症。肿胀增大者，现于安魏那舌炎等。此际舌缘，有齿牙之压痕。舌之缩小，可分假性和真性两种：假性缩小者，现于舌之干燥之时，主由热性疾患而来；真性缩小者，有舌实质之萎缩而来，而又为神经疾患。

（乙）色：苍白色，现于一切贫血。异常潮红，现于热性病之猩红热等。

（丙）舌苔：正常之舌，以口腔分泌物之掩，固有一种光泽。在于病态，则以口腔分泌物之减少，因而其舌干燥，失其光泽，而被以舌苔。

白色之舌苔，现于一切之胃疾患。如急性及慢性胃加答儿等，此际舌多稍干燥。又黑褐色之舌苔，则现于肠窒扶斯。舌全干燥，处处生龟裂，而齿龈口唇，以多呈同一之状态。

---

① 周雪樵，字维翰，常州人。是清末中医界提倡引进西医的代表人物。1904年5月，在上海创办了中医界最早的杂志《医学报》，与王问樵共任主编，最早以杂志的方式介绍西医。共办6年，计154期。1904年8月，在上海创医学研究会。1905年发起创中国医学会。为清末医学界之领袖人物。

② 合信（Hobson，B. 1816—1873），是1830年创立的中国医学传教会（The Medical Missionary Society in Chiana）的传教士之一。1840年8月抵华。著有医书5种。据上海仁济医馆刊刻合信医书时的说明，知合信以咸丰元年（1850）出版《全体新论》为开端，陆续于咸丰五年（1855）出版《博物新编》、咸丰七年（1857）出版《西医略论》、咸丰八年（1858）出版《妇婴新说》和《内科新说》。这些医书不但流行于中国，并被迅速传往日本。合信的医书对中国医学所产生的影响，从鲁迅的《呐喊》中亦可窥及一斑。

③ 柯为良（Dauphin William Osgood），纽约大学医学博士，传教士。福州圣教医院早期的医生，1880年夏天因中暑而殁。编译了我国最早的西医教科书《体学新编》，是西医基础学传入中国的重要标志。尚撰写了《医馆略述》等多部医书。

④ 下平用彩（SIMODARAI yousai，1863—1923），为日本明治·大正时期的医生，医学博士，长于外科，亦研究细菌学和免疫学。主要著作有《炎症总论 坏死总论》《新纂外科各论》（增订至13版）；《新纂外科总论》（增订至7版）、《诊断学》（商务印书馆1918年初版，增订至18版）。

⑤ 何廉臣，《感症宝鉴》，引自李乃民，《中国舌诊大全》。北京：学苑出版社，1995年，第289页。

（己）运动状态：健康体之舌，当挺出之际，必真直而现于前方。若在于病态，则挺出之际，有振颤者，是见于酒客，神经衰弱症，及肠窒扶斯者也。又当挺出而倾向于偏侧者，则由舌筋之麻痹而来，在神经疾患，则见于偏瘫。

何廉臣在《感症宝鉴》中说：合而观之，辨舌为诊断上之最要。中外一致，特中详而外略耳。据此，何氏找到了一个与西医认识比较一致，但中医又有优势的领域——舌诊。

1920年，曹炳章①编写了《辨舌指南》，将中、西医学中有关舌诊的知识进行了全面的整理与汇通。根据曹炳章之绪言，书中汇集了中国的古今名家医书百五六十家；东、西洋近译医书三十余家；及各埠医报杂志三十余种。可证这部书是一部集中、西医舌诊之大成的著作。

曹炳章对中、西医学及其诊断法做了一个评价，说："尝观近世科学家之学说，莫不先有理想，而后成实验。医学一道，何莫不然。如听病有筒，诊脉有表，探淋有管，度寒暑有针，食管、尿管、直肠各有探，耳目喉阴俱有镜。此外，医家用器，不胜枚举。皆可补耳力、目力、药力所不及。较之我国四诊法，可谓精而细，约而明。然亦只能辨其有形之实迹，不能察其无形之气化。若我中医望舌一端，用以察病，纤毫攸分。较之用尤为明著。"在列举了中、西医各大家对舌苔的论述后，曹炳章总结说："西医重实迹，中医重气化。科学哲学，实事不同。惟辨舌苔，参西衷中，义理皆同，然西医不若中医之精且细也。"

《辨舌指南》的第一章、第二章介绍舌的生理、解剖和味觉神经。第三章、第四章介绍中医关于舌之生理、病理的认识，叙述脏腑经络的中医舌诊基础理论。为了区分中医和西医不同的生理学，将第三章题为"辨舌审内脏经脉之气化。"体现了"凡生理解剖之实质，则参用西法；气化理想之经验，则仍衷中医"的汇通原则。但需要注意的是，也许从这个阶段起，中医界对传统的脏腑、经络之概念进行了修正，从原本视为实体转化为非实体。

不过，把中医的脏腑经络学放在"功用"的角度，或许是使中医学在中西

---

① 曹炳章（1878—1956），字赤电，又名彬章、琳笙，浙江鄞县人。1908年，与何廉臣等创组绍兴医学会，编辑《绍兴医药学报》。1913年，与何廉臣一道创设和济药局，刊行《医药学卫生报》。1927年，任《绍兴医药月报》编辑。1929年，受神州医药会绍兴分会及绍兴中西医协会中医部推派，赴上海参加全国医药团体总联合会号召的声愿大会，被推为名誉理事。同年9月，筹组成立绍兴县国医公会，并任常务主席。医学著作甚丰，较有影响者有《增订伪药条辨》《奇病通考》《辨舌指南》《浙江历代名医传略》等，主编《中国医学大成》丛书。

医学的论争中得以立足的重要举措，也是中医学重新认识自身之学术实质与价值的新视点，在理论上具有重要的意义。曹炳章把中医的这一口号变成了具体的学术实例。

《辨舌指南》载有117幅疾病的舌图（见图14），这些舌图有一个共同的模板（见图15），是一个以西医学为基础的，布满了舌乳头的舌图。在《辨舌指南》中纪录的每一张舌图，都体现着丝状乳头、菌状乳头、轮廓乳头的形质与色泽的变化。

1933年，由邱骏声编著，秦伯未校订，出版了《国医舌诊学》一书。上编的第一节为"舌诊学定义"。在这里，作者说明了要把舌诊变为"学"的理由和舌诊学的定义，说："惟际此科学发达时代，凡百学术，皆重具体研究，废除古代混合方式，力说命名，直署本意，是学术有统一不紊之便，后学免望洋入雾之苦，法至善也。爰本斯意，将辨舌证法，脱离旧式四诊学而独立舌诊学，期名正言顺。基此讨论，以获得更精深之理致也。至所谓舌诊学者，即在医学诊断学上，用视觉或触觉，审查人身舌体之变化状态，以推知所染病原之学是也。"由此可知，作者的用意在于使舌诊成为一门科学。

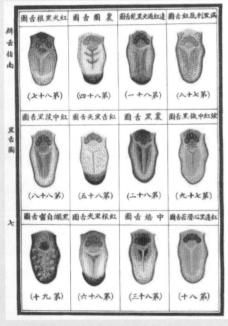

图14 《辨舌指南》的舌图

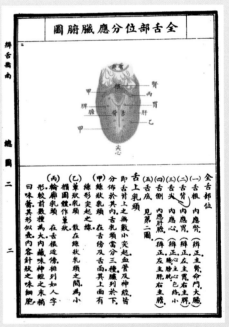

图15 《辨舌指南》中以解剖学为基础的舌图模板

检索《全国中医图书联合目录》，记录有舌诊著作46种，其中23部是民国以后出版的，其特点是注重中西医汇通，构成了舌诊发展的一个新阶段。

（五）重返传统舌诊

新中国建立后，国家重视中医的发展，并于1956年开始兴办中医高等教育。中医高等教育的教材编写，重建了中医理论的学术体系以及书写模式，这一工作对需要传授的中医知识进行了规范，同时，也对传统中医进行了现代诠释。

在参加编写中医教材者中，不乏民国时期的中西医汇通学者，可看到教材的编写体现了"废除古代混合方式，力说命名，直署本意，是学术有统一不紊之便，后学免望洋入雾之苦"的精神。因此，教材尽量用现代的表述方式撰写，并参考西医的学科体系建立科目，如中医基础理论、中医诊断学、方剂学、中药学等，其内容戒除中、西医学混杂，从传统中医学的内容中进行甄选、归纳和梳理，展现出重返传统中医的特征。

《中医诊断学》中的舌诊，也一反民国时期中西医学混杂的论述方式，着重按照中医的诊法体系进行梳理，先分舌质与舌苔，逐渐形成了舌质细分为神、色、形、态，舌苔细分为苔色、苔质的现代舌诊学。而此时的舌诊，是重返传统后提炼出的中医舌诊，能够达到让学生快速掌握中医舌诊基础知识的目的。

二、数字舌诊的研究概况

数字舌诊的研究基于数码相机和计算机，是近几十年发展起来的新的诊法研究热点。数字舌诊研究的内容虽然林林总总，但大体可以分为以下三个方面。

（一）舌体颜色的研究

舌诊在初建立时，是以观察舌与舌苔的颜色为诊法的纲领，也被称为舌色诊。因此，探讨颜色的测量方法，是数字舌诊研究的重要内容。

探讨舌体（舌色、苔色）的颜色，大体分为两种方式，一为光谱分析，一为色度分析。

光谱法是一种光学分析法，指根据物质与电磁波的相互作用，测量物质所辐射或吸收的电磁波的波长和强度，或测量与物质相互作用的电磁波的波长和强度改变的分析方法。[①]有研究者根据物体对光的反射率这一物理特性，利用反射光谱法，来测量舌体的物理特征。近年来，更进一步采用了高光谱成像技术，这一技术可同时获得舌体的二维图像信息和一维光谱信息。如北京协和医院等单位在舌体采集 371.200 0~992.956 0 nm 之间的 343 个波长的高光谱信息，发现舌苔和舌质部分光谱差异最大波段位于 526~600 nm 之间，在 527.548 0nm 处能够很好地反应舌体表面的舌苔附着情况。[②]有学者对光谱法在舌诊研究中的应用进行了较为详细的梳理。[③]

色度分析指应用色度学的原理进行颜色分析，是将主观色感知与客观物理测量值联系起来的定量测量方法。人眼中反映出的颜色，是物体本身的自然属性与照明条件的综合效果，而色度学评价的结论就是这种综合效果。

色别（不同颜色之间质的差别），明度（色彩的明暗程度）和饱和度（构成颜色的纯度）是色彩的 3 个特征，也是色觉的 3 个属性。

应用色度分析的方法探讨舌体的颜色时，通常是应用数码相机拍摄数字舌图像，然后对舌图像进行颜色分析。这一方法的优点是便于与舌诊的视觉经验进行交互。研究人员对照明方式、颜色模型的选择进行了充分、有效的探讨。

关于照明，研究人员最终倾向于采用标准光源，即在灯箱内采用模拟自然光照明的方式。

① 郭德济，《光谱分析法》，重庆：重庆大学出版社，1994 年，第 1 页。

② 刘明、赵静、李刚，等，高光谱成像用于中医舌诊舌苔信息提取，光谱学与光谱分析，2017，37（1）：162–165。

③ 焦文，崔骥，周昌乐，等，光谱法的中医舌诊研究与应用概况，中国中医药信息杂志，2018，25（11）：130–133。

进行颜色分析时，研究者有主张用RGB颜色模型[①]、Lab颜色模型[②]、HSV颜色模型[③]、HSI颜色模型[④]之不同，但应用软件，数据之间可以实现转换，所以多角度的观察，有助于进行更充分的探讨。

利用色度学的图像颜色研究，虽然存在因颜色的采集、转换等可能造成的数据失真，客观性降低，但优点是能够更好地结合人的视觉感受，在舌图像研究的初期，不失为一种快捷、有效、省力的优选方法。色度学的方法，可以使舌图像研究者对舌体的颜色做定量的描述，并在描述的基础上，进行医学问题的探索。

（二）舌图像的生物特征识别

基于图像处理、模式识别的方法，对舌图像的各种生物特征进行研究。识别的内容除了舌体的颜色以外，还包括对舌的齿痕、裂纹、瘀点、舌下络脉、舌苔厚度、苔质如腻苔、滑苔等的生物特征识别及自动诊断的探讨。特别是近20年来，随着计算机技术的发展，新方法层出不穷，舌图像的生物特征识别研究不断取得进展。目前，北京、上海、天津、香港等均将舌图像的生物识别技术集成至舌诊仪内，并应用于临床的舌象分析。

---

① RGB颜色模型的R为红（Red），G为绿（Green），B为蓝（Blue）。根据三基色原理，用基色光单位来表示光的量，则在RGB颜色空间，任意色光F都可以用R、G、B三色不同分量的相加混合而成。RGB颜色模型最常用的用途是显示器系统。

② Lab颜色模型的L为亮度（Luminosity）。L取值［0，100］。当L=50时，相当于50%的黑。a表示从洋红到绿的范围；b表示从黄色到蓝色的范围。a和b的阈值都是［-128，127］。当X=-128时，a是绿色；b是蓝色。当X渐渐过渡到127时，a渐渐变成了洋红色；b渐渐变成了黄色。Lab颜色模型是由CIE（国际照明委员会）于1976年制定的一种色彩模式。为了获得物体在知觉上均匀的空间，并反映大于阈值小于孟塞尔颜色系统所表示的色差。自然界中任何一点色都可以在Lab空间中表达出来。该颜色模式的好处是：一是由色度坐标（a*，b*）可以大约看出色调；二是以数字化方式来描述人对颜色的感觉，描述的是颜色的显示方式，而非显示设备生成颜色所需要的特定色料的数量，故被视为与设备无关的颜色模型，弥补了RGB模式必须依赖于设备色彩特性的不足。

③ HSV颜色模型的H为色调（Hue），S为饱和度（Saturation），V亮度（Value/Brightness）。该颜色模型对应于画家配色的方法。画家用改变色浓和色深的方法从某种纯色获得不同色调的颜色，在一种纯色中加入白色以改变色浓，加入黑色以改变色深，同时加入不同比例的白色，黑色即可获得各种不同的色调。

④ HSI颜色模型由美国色彩学家孟塞尔（H.A.Munseu）于1915年提出。H为色调（Hue），S为饱和度（Saturation），I为强度（Intensity）。该颜色模型的好处是处理图像时，可仅对I分量进行处理，结果不改变原图像中的色彩分类。

（三）舌诊仪的研究

上述的研究转化为技术，其载体便是舌诊仪。简单的舌诊仪只有拍摄部分，如日本研制的产品（见图16）。国内研究的舌诊仪，除了拍摄部分以外，亦将舌图像的颜色分析、生物特征识别的研究成果集成于内，能够自动或半自动地完成舌图像的拍摄、舌体的分割、舌色与苔色的参数测量、舌苔厚度与面积的测量及腻苔、裂纹、齿痕、瘀点、瘀斑的识别，舌面润燥的测量，并能将结果打印成报告，实现了舌诊资料的保存、存储和计算机辅助分析（见图17-20）。

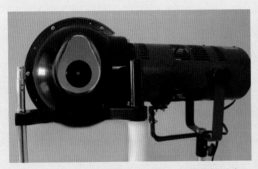

图16　积分球式舌图像拍摄仪（日本制造）

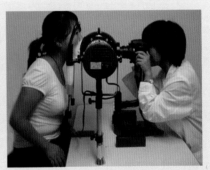

图17　积分球式舌象仪的拍摄场景

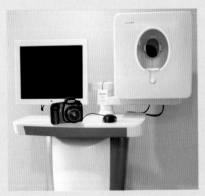

图18　拍摄与数据分析为一体的舌诊仪

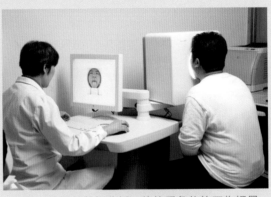

图19　拍摄与数据分析一体的舌象仪的工作场景

舌象信息采集报告

科室：　　　　　　　　　　　　　　门诊/病历号：

姓名：　　　　　　　　　　编号：

性别：　　　　　　　　　　项目：　　　舌信息采集与判定：

年龄：　　　　　　　　　　日期：

身份证号：　　　　　　　　设备名称及型号、中医体质辨识健康管理系统：

舌象健康状态： 正常、大体正常、异常

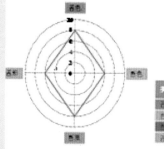

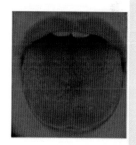

舌象特征： 淡红舌、薄白苔、有齿痕

舌色	局部特征		苔色	苔质				舌形			
	边尖红	瘀点瘀斑		厚薄	腻	腐	苔剥	胖瘦	齿痕	点刺	裂纹
淡红	无	无	苔白	薄	无	无	无	胖	有	无	无

医师签名：_____

图20　舌诊仪自动生成的报告单（舌诊仪DS01-A）

第二章

舌诊的生理学基础

舌诊的观察对象是舌体，古代称之为"舌本"。从《内经》时代的解剖学意义上的舌本，发展到清代成体系的舌诊，古人对舌这一组织器官，进行了不断的认识和观察，构建了舌诊的生理学基础。

一、舌诊生理学基础研究的沿革

中医学很早就对疾病时舌的变化予以关注，如《黄帝内经》记录了患热病时的"舌黄"。《伤寒论》对外感热病中的"舌上胎""舌上白胎""舌上白胎滑"等舌苔变化进行了描述。宋代的成无己，总结了伤寒病的病程中，舌苔从白变黄，从黄变黑的演变规律及其与辨证的相关性。元代的《敖氏伤寒金镜录》进一步提出了"舌本红"（舌红）是诊断热证的证据。所以，在漫长的时期中，医生是以病人的舌象作为观察的对象。至于对正常人的舌象观察，是从清代开始的，这时，才真正触及舌诊的生理学基础研究。

第一位开始对正常舌象进行观察的医生是清代的高世栻。当时的人们认为，舌苔厚是体内有食积或者有热。于是，高世栻观察了进食、食用酸物、服药等多种条件对舌苔的影响。他在《医学真传》（1699）中记录了平人（正常人）的舌象特征，认为平人的舌应该"微有胎者，不过隐隐微微，淡白、淡黄之间耳。"所谓的微有白苔，即后世所说的薄白苔。

高世栻开启了对正常舌象的研究后，不少清代医家紧随其后进行了更为细致的观察。如章虚谷在《医门棒喝》（1825）中说："盖舌为心之苗，心属火，故其本色红也。心脾同气，火土相生，故胃气由心脾发生。……可知舌苔，由胃中生气所现，而胃气由心脾发生，故无病之人，常有薄苔，是胃中之生气，如地上之微草也。……苔如地上之草，根从下生"。这是对高世栻所述之"微有胎者"的进一步观察，发现舌苔是有"根"的，将舌苔的发生与舌质联系到了一起。

章虚谷还首次提出舌的"常色"概念。在此之前，描述正常的舌为红色，热证的舌也是红色，造成混淆，这一现象延续了几百年。章虚谷说："故苔白，而舌尖、舌本或反红甚也。……白苔退，而舌本亦不红矣。若非外邪，但胃中病，其舌本亦如常色不变也"。提出正常的不变之色是常色。患病时的舌红特征是"红甚"，为后世淡红舌的提出奠定了基础。

清代的石寿堂在《医原》（1861）中进一步探讨了正常的舌苔与患病时增厚的舌苔的区别。他把章虚谷的"苔如地上之微草"改成"舌之有苔，如地之有苔"，并分别解释为"地之苔，湿气上泛而生。舌之苔，脾胃津液上潮而生"。这一区分，促进了对正常舌苔之结构的研究。

清代傅松元的《舌苔统志》（1874）明确提出了正常的舌色是淡红色。他说："舌色淡红，平人之常候"；"淡红者，为脏腑未受邪之舌色也"。

经过几十年对平人舌象的探究，清代的周学海[①]在《形色外诊简摩》（1894）中第一次提出了"舌质舌苔辨"。他说："前人之论舌诊详矣，而只论舌苔，不论舌质。非不论舌质也，混苔与质而不分也。……其尖上红粒细于粟者，心气夹命门真火而鼓起者也。其正面白色软刺如毫毛者，肺气夹命门真火而生出者也。至于苔，乃胃气之所熏蒸"。

周学海的舌质指什么？是前人所说的"地"。周学海在"地"上，发现了两种结构。根据周学海的论述，不难看出描述的是舌黏膜上数量最多的两种舌乳头。位于舌尖的细小如粟的红点，是菌状乳头，周学海认为由"心气夹命门真

① 《清史稿·列传二百八十九·艺术》一说：周学海，字澂之，安徽建德人，总督馥子。光绪十八年进士，授内阁中书，官至浙江候补道。潜心医学，论脉尤详，著脉义简摩、脉简补义、诊家直诀、辨脉平脉章句。引申旧说，参以实验，多心得之言。博览群籍，实事求是，不取依托附会。慕宋人之善悟，故于史堪、张元素、刘完素、滑寿及近世叶桂诸家书，皆有评品。自言于清一代名医，服膺张璐、叶桂两家。证治每取璐说，盖其学颇与相近。宦游江、淮间，时为人疗治，常病不异人，遇疑难，辄有奇效。刻古医书十二种，所据多宋、元旧椠藏家秘笈，校勘精审，世称善本云。

火而鼓起"；位于舌背黏膜上如毫毛般的白色软刺，是丝状乳头，周学海认为由"肺气夹命门真火而生出"。

经过章虚谷的"苔如地上之草"，周学海对"地"（舌质）和"草"（舌苔）的区分，最终，中医通过对舌质、舌苔之构成的认识，建立起中医的舌诊生理学。

民国初年，曹炳章在《辨舌指南》中，将正常舌象的特征概括为："如平人无病常苔，宜舌地淡红，舌苔微白隐红，须要红润内充，白苔不厚，或略厚有底。然皆干湿得中，斯为无病之苔"。

1930年，秦伯未在《诊断学讲义》中对正常舌象做了归纳："夫舌色当红，红不娇艳；其质当泽，泽非光滑；其象当毛，毛无芒刺；必得淡红上有薄白之苔，方是无病之徵"。这便是现在中医舌诊学将正常舌象缩略为"淡红舌、薄白苔"的依据。

至此，中医走完了以视觉观察为基础的正常舌象的认知过程。这是中医第一次对一个局部器官进行这样长期的、细致的观察，在对舌体以及舌黏膜、舌乳头等组织结构观察的基础上，建立起一种局部、微观的舌象与整体、宏观的藏象密切结合的诊断方法。

二、舌诊的生理学基础

（一）舌与经络-脏腑-气血津液的关系

中医舌诊理论认为：舌能够反映脏腑、气血的状态。这是因为舌通过经络与脏腑相互连接，脏腑既生成气血津液，反过来也运行、推动和调节气血津液。舌通过与经络-脏腑的密切联系，得以灵敏地反映人体脏腑和气血津液的状态。

古人通过长时间的人体功能观察，建立了手少阴心经之别系舌本；足太阴脾经连舌本，散舌下；足少阴肾经挟舌本；足厥阴肝经络舌本；足太阳之筋，其支者，别入结于舌本；足少阳之筋，入系舌本；上焦出于胃上口，上至舌，下足阳明等舌诊的生理学知识。

中医认为：经络不仅仅是脏腑间的连接系统，同时亦是气血津液运行的通路。《素问·调经论》说："人之所有者，血与气耳。"气血在论述时可以分开，但在人体中却是相互依存，不可分的。气血之间的关系被概括为"气为血之帅，血为气之母"。"气为血之帅"指的是气能生血，气能行血，气能摄血。"血为气之母"指的是血能载气，血能养气。两者和合，实现《难经·二十二难》所言"气主呴之，血主濡之"的功用。

《灵枢·痈疽》中说："中焦出气如露，上注溪谷，而渗孙脉，津液和调，变化而赤为血。"指出津液是"血"的组成部分。

由于经络是气血津液运行的通路，与经络连接十分丰富的舌便成为观察人体气血津液的灵敏部位。气血津液充盛，则舌色淡红，舌体润泽；若气血虚，则舌体淡白而湿滑；气血热，则舌体红绛而干燥；气血滞，则舌色紫暗。气血寒，则舌色青紫。

舌与经络-脏腑-气血津液的密切关系是舌诊的生理学基础。

（二）与舌诊密切相关的组织结构

如上所述，与舌诊密切相关的组织结构是舌体和舌的黏膜组织。

1. 丝状乳头

丝状乳头是清代时观察到的舌面（西医学称为舌背黏膜）上的组织结构，描述为"正面白色软刺如毫毛者"。

丝状乳头（filiform papilla）是形成舌苔的生理基础。丝状乳头分布于舌背黏膜，数量多。乳头呈圆锥形，尖端略向咽部倾斜，乳头表面有透明角化上皮细胞。正常时，上皮的浅层细胞有角化和剥脱，加上与食物残渣、唾液、细菌等混杂，构成舌苔（见图21-22）。

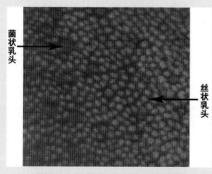

图21　丝状乳头和菌状乳头

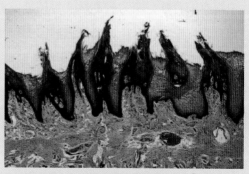

图22　显微镜下的丝状乳头[1]

---

[1] 引自爱问共享资料，陈雄林，口腔粘膜"，http://ishare.iask.sina.com.cn/f/ou24sLCUfG.html#!/xh，2018年10月2日。

健康人的舌苔很淡薄，中医称为薄白苔，分布均匀。若丝状乳头增生、角化过度、上皮剥落延缓，则舌苔变厚或厚腻；若丝状乳头萎缩，则少苔，或者无苔。

2. 菌状乳头

菌状乳头也是清代时发现的舌面上的组织结构，描述为"红粒细于粟者。"

菌状乳头（fungiformpapilla）是构成"红粒""红点"的组织结构。菌状乳头多位于舌尖与舌缘，散在于丝状乳头之间。乳头呈蘑菇状，上皮不角化，内有味蕾。固有层富含毛细血管，使乳头外观呈红色，肉眼看起来是细小的红点（见图23）。

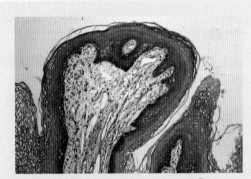

图23　显微镜下的菌状乳头[1]

中医形容正常的菌状乳头为"红粒"。若菌状乳头发炎，呈深红充血状时，称之为"红点"；菌状乳头可发生毛细血管的出血，称之为"大红点"；陈旧的出血表现为深褐色或紫黑色，则称之为"瘀点"。

3. 舌下神经伴行静脉

《医门方》[2]中有"舌下脉青黑"的记录，这是目前认为最早的诊察舌下络脉的文献。舌下脉后称为舌下络脉。

根据靳士英《舌下络脉诊法的基础与临床研究》一书的记载，舌下络脉诊法中观察的舌脉，实为舌静脉。舌的静脉有5个流向，以保证当舌的一部分静脉受到食物挤压时，其他的静脉血液回流仍然良好。

舌静脉，从舌系带两侧依次为舌下神经伴行静脉、舌神经伴行静脉及其属支。舌下神经伴行静脉多数有2条，少数为1条或3条。舌神经伴行静脉多为1条，少数为2条。

---

① 引自爱问共享资料，陈雄林，口腔粘膜"，http://ishare.iask.sina.com.cn/f/ou24sLCUfG.html#!/xh，2018年10月2日。

② 《医门方》我国已失传，现有百余条内容被收录于日本丹波康赖的《医心方》（984）中。"舌下脉青黑"的内容见于《医心方》卷二十三《治产难方第九》，原文为"《医门方》云：产难死生候：若母面赤舌青者，儿死母活；唇口青，口两边沫出者，子母俱死；面赤舌青沫出者，母死儿活。（《集验方》同之。）又云：产妇身重而寒热，舌下脉青黑及胎中冷者，子母并死矣"。

舌下神经伴行静脉的起始段位于舌系带两侧黏膜下，最初由舌尖部的舌体静脉汇集而成。舌下神经伴行静脉前段表浅，故在舌体上抬时，可透过舌腹黏膜看到青色的静脉（见图24）。

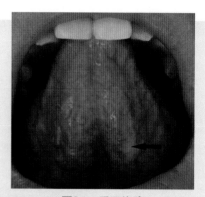

图24　舌下络脉

舌神经伴行静脉起源于舌侧腹面黏膜下，由舌两侧边缘的小静脉汇聚而成，后注入翼静脉丛舌根静脉干、面静脉或面舌静脉总干上段。

当患者舌静脉淤血和含氧量降低时，可在每一侧的舌腹黏膜下，看到2～5条静脉及其属支，粗胀，呈深蓝色。

4.舌静脉的静脉球

舌静脉的瓣膜能限制舌静脉血的流向，对舌静脉的形态变化起着重要的作用。舌下神经伴行静脉和舌神经伴行静脉及其属支，位于舌腹侧黏膜下的部分，常可见到静脉壁膨出成静脉球。一条静脉干或者属支出现多个静脉球时，表现为葡萄串状的囊泡样变化，即舌下络脉诊所言之葡萄串状的瘀点。

单个静脉球的外形可分为静脉全球和静脉半球。

静脉全球：静脉主干或其属支的静脉壁向周围均匀地膨出，形同球状（见图25）。

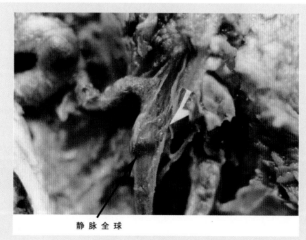

静脉全球

图25　舌的静脉全球[①]

---

① 参见靳士英主编，《舌下络脉诊法的基础与临床研究》照片3-25，广州：广州科技出版社，1998年，第166页。

静脉半球：静脉干或其属支的静脉壁上有膨出，外形如同半个球（见图26）。

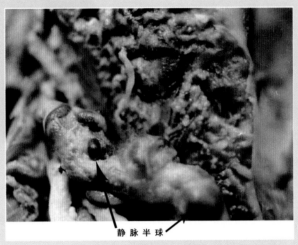

静 脉 半 球

图26　舌的静脉半球[1]

---

[1]　参见靳士英主编，《舌下络脉诊法的基础与临床研究》照片3-24，广州：广州科技出版社，1998年，第166页。

第三章

舌的颜色诊断

　　舌诊在古代被称为舌色诊，这意味着，古人观察舌，最初的目的是探讨舌体上的颜色变化及其与疾病诊断之间的关系。中国文化以五色作为颜色的代表，因此，舌的颜色诊断也曾经以五色来进行分类。

　　在《素问·刺热》中，最早记录了热病时出现的"舌上黄"。《伤寒论》作为一部诊疗外感病的专著，第一次明确地提出"白胎"一词，记录了伤寒病中出现的白胎及病证诊断。宋代的成无己在《伤寒明理论》中第一次汇总了伤寒病的舌苔颜色变化特征，如"伤寒三四日已后，舌上有膜，白滑如胎，甚者或燥或涩，或黄或黑。是数者，热气浅深之谓也。……寒邪初传，未全成热，或在半表，或在半里，或邪气客于胸中者，皆舌上胎白而滑也。……及其邪传为热，则舌之胎，不滑而涩也。……若热聚于胃．则舌为之黄，是热已深也。……若舌上色黑者，又为热之极也。"这里的胎，就是后世所说的舌苔，特别是揭示了舌苔从白变黑的过程以及诊断意义。可以说，舌诊是从观察舌苔作为起始点，而对舌苔的观察，又以判别舌苔的颜色为核心。

　　元代时，医生开始关注外感病时舌体的颜色变化。在现存的第一部舌诊专著《敖氏伤寒金镜录》中，可以看到从第 2 个到第 12 个舌象，重点阐述了热病时出现的舌体颜色异常。至明末清初，申斗垣撰写了《伤寒观舌心法》一书，将舌的颜色诊断分为白胎（苔）、红舌、紫舌、黄舌胎（苔）、黑舌胎（苔）、霉酱衣色胎舌六类，构建了以颜色分析为核心要素的舌诊知识体系。

　　至清代，医家对舌的颜色变化有了更深刻的认识，建立了"舌质"一词，从而将舌的颜色诊断分为舌质色诊与舌苔色诊两个部分。通过掌握外感病时舌质颜色变化的规律，建立起温病舌诊，即当舌质表现为舌边尖红时，可作为诊断卫分证的依据；当舌质红，伴有苔黄时，可作为诊断气分证的依据；当舌质全红，苔转少时，可作为诊断营分证的依据；当舌质全红或紫，有出血发斑时，可作为诊断血分证的依据。在突破外感病的舌质色诊后，清代医生又将舌（质）色诊引入内伤病诊察的领域。因此，舌的颜色诊断是数字舌诊研究中最为关键的一环。

以往医生观察舌色，是利用自身的感觉器官——视觉。现代已建立了对人眼的视觉进行测量与分析的方法，如色度学，光学工程等。目前，这些颜色测量的方法和技术已广泛地运用于人文艺术、科学技术，包括医学科学。利用颜色科学的知识与方法来探讨舌色诊，会为这一古老的诊断方法带来新视野、新知识，并通过建立医生对舌色诊的共识，搭建起中医舌诊与中医病证诊断及疗效评估的公共平台。

一、人眼辨色力的评估方法

当医生利用视觉进行颜色诊察时，辨色能力是准确地"看"的先决条件。

人眼的辨色能力被称为色觉（Color Vision）。人眼的辨色力具有个体性差异，有的人辨色力强，有的人辨色力弱，另外性别，年龄也对辨色力有影响。因此，人们根据颜色科学的知识，建立了对人眼的辨色力进行测量和评估的方法，如色盲测试，就是一种针对辨色力的测评方法。越来越多的行业，如设计、印刷、食品、纺织、医学、涂料、大学教育等，都需要从业人员具有良好的视觉辨色能力，因此，更为细致、精确的辨色力测试方法也应运而生，如FM100色觉测试系统。

（一）FM100色觉测试（FM100 Hue Test）

Farnsworth Munsell（FM）于1943年由Farnsworth所提出，是根据呈色原理，选用标准孟塞尔（Munsell）色样而设计的。目前FM100色觉测试被广泛应用，用以了解被试者所看到的色彩的准确程度。

FM100色觉测试分为两个部分，即FM100色棋（Farnsworth Munsell 100 Hue Test）和FM100评分系统（Farnsworth Munsell 100 Hue Scoring System）（见图27）。

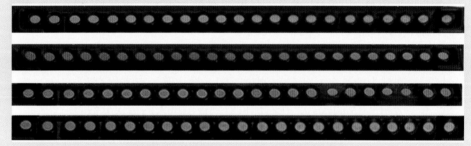

图27　爱色丽孟塞尔FM100色觉测试系统

FM100色棋共有93个色相棋子，其中有85个可移动的色相棋子，按照颜色色相渐变的顺序，被分为4类，装在4个塑料盒子内，分别为红色–黄色色相组、黄色–绿色色相组、绿色–蓝色色相组、蓝色–红色色相组。每个盒子两端的色相棋子是固定的，作为色序棋子进行排列的色序起始点和终结点。85个可移动的棋子背面，都有一个编号，表示该棋子在色序中的顺序。

【测试方法】

打开4个摆放色棋的塑料盒的任意一个，除固定的色相棋子不动外，打乱其他的棋子，使其呈无序排列。

依次将其他3个塑料盒子内的棋子也全部打乱，使每个盒子内的棋子均呈无序排列。

取任意一个塑料盒子，将其放置在标准光源箱中，或正午朝北的窗前，给被测试者示范排序规则，即按照色相顺序进行排序。然后让被测试人预排一次。应告知被测试人，每个塑料盒子的排列允许时间约为2分钟。如果超过2分钟，当提醒被测试人，但不要将盒子取走，允许被测试人继续进行色棋的排列。另外要强调，排列的准确性比速度更重要。

预排学习之后，再将4个塑料盒内的色棋全部打乱。

开始正式测试。将1个盒子内的色棋依次依照色相顺序进行排序，排列时间若超过2分钟，可小声提醒，但不要干扰被测试者，让其完成排序。

依次完成全部4盒棋子的排序。

注意：如果有多人参与测试，其他测试人员不得靠近测试人，不得参与排序，或观看评论测试，以免干扰被测试人。

【评分方法】

盖上每个塑料盒子的透明盖子，再倒向打开盒子。按照棋子的实际顺序，在评分软件中，调整软件中的棋子顺序。

依次完成4盒棋子的顺序记录。

填写被测试人的姓名、年龄、测试时间、批注等，点击保存（save）。

点击"分析"（Analysis），在右侧可看到被测试人的错误分数。

【结果解释】

辨色能力（请除外色觉障碍者）

极好辨色力：首次检查总错误得分为0~16，占总人口的16%；

一般辨色力：首次检查总错误计分为20~100，占总人口的68%；

较差辨色力：首次检查总错误得分为>100，占总人口的16%；

测试软件根据测试者的年龄，性别和所排列的色棋顺序，计算出测试者的总错误得分，并以用图形的方式表现色觉异常者的混色区带。

FM100色觉测试将色觉分成优异、一般和差的辨色能力等级，提示颜色平衡失调的类型，指出最好的和最差的色觉区域，从而获得测试者的目测颜色评估的准确度，达到对从业人员的色觉进行有效的评估与筛选的目的。

（二）Color IQ Test

色商测试是一种基于Farnworth Munsell 100开发的线上辨色力测试方法。

进行测试时，进入爱色丽的网站（http://www.xritephoto.com），选择简体中文，在"学习"栏目下，选择"色彩IQ测试"，即可在线进行测试（见图28）。

　　色彩IQ测试的原理与FM100色觉测试相同，共有88个色块，分为四行。每行色块的第一个和最后一个色块是固定的，中间的20个色块可以用鼠标选择后移动。测试时，可以任选一行，依照色相的顺序对色块进行排序。最终需完成4行所有色块的排序（见图29）。

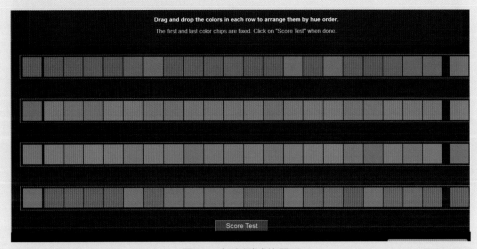

图28　色商测试的界面

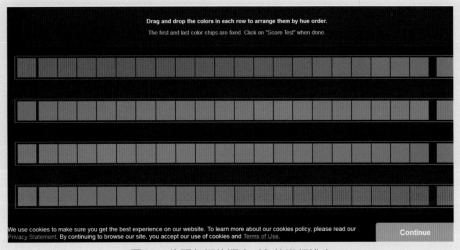

图29　依照色相的顺序对色块进行排序

　　点击"测试评分"（Score Test）。报出色商测试的分数。出现测试结果的图示。向上突起的白色条柱表明排序错误的位置（见图30）。填写年龄与性别后，点击"提交"（submit）。

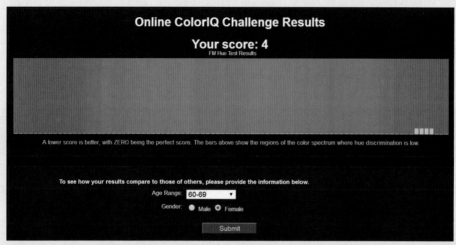

图30 色商测试的分数及排序错误的色块位置分析

测评软件给出最终的测试结果（见图31）。结果越接近0，表示辨识力越好。越接近99，表示辨色力越弱。

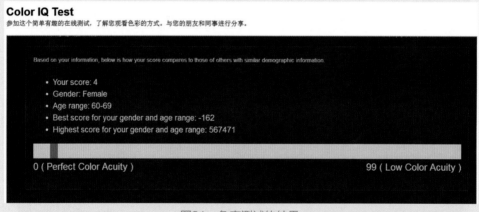

图31 色商测试的结果

总之，在进行舌诊的学习之前，需要通过色辨色力测试来了解学习者的辨色能力。色商测试不仅可以用于评估被测者的辨色力，也可用于辨色力的训练。通过训练，辨色力可以得到提高。

二、舌质颜色的诊断

在《素问》和《灵枢经》中，舌这一器官被称为"舌本"。金代的成无己在论述舌体的颜色时，仍沿用旧说，称舌"本红而泽"。直到清代，周学海在《形色外诊简摩》（1894）中指出："前人之论舌诊详矣，而只论舌苔，不论舌质。非不论舌质也，混苔与质而不分也。"明确提出了诊察舌时，当区分舌质与舌苔。

在高等中医院校的《中医诊断学》教材中，舌质的颜色基本被归纳为6类，即正常的淡红舌，以及异常的淡白舌、红舌、绛舌、紫舌、青舌。临床医生经常记录的暗舌，在教材中没有单独的分类，多在论述紫舌时提及，如舌色紫暗。但是在清代的医籍中，并不乏有关舌色鲜明或晦暗的记录。

我们可以把舌色的类别，视为一个质变的节点。但实际的情况是，淡红舌向淡白——青色的方向演变，以及淡红舌向红绛——紫色的方向演变，是一个连续、渐进的过程。当淡红舌向红的方向演变，颜色的量变达到了一定的程度时，淡红舌变为红舌，量变也就转化为质变。舌质的颜色诊断，要既能定性质变，也能定量量变，才可以更好地服务于临床。

（一）评估舌色的方法

色度学是对颜色刺激进行度量、计算和评价的一门学科，色度学以光学、视觉生理、视觉心理、心理物理等学科为基础。人眼看到的颜色，是色光刺激人的视觉神经而产生的感觉，也叫色觉。色相（又叫色调，指色彩的相貌）、色彩明度（指色彩的明亮程度）和色饱和度（又叫纯度，指色彩的浓度，鲜艳程度）是色觉的三个属性，也是色彩的三个要素。我们所看到的发生于舌的颜色变化，也可以运用色彩三要素来进行描述（见图32）。

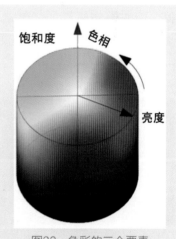

图32　色彩的三个要素

测量颜色最直接、准确的方法，是利用分光光度计来获得颜色的色度值，但由于舌体位于口腔内，目前还不方便使用仪器直接接触舌体来测量颜色，因此，较多采用的方法是拍摄舌的数字舌图，在舌图像上提取舌质或舌苔颜色的色度值。

为了获得最佳的舌图像拍摄效果，我国研制了舌象仪。舌象仪由拍摄系统和分析系统两部分构成。拍摄系统主要指标准光源和照相机（或摄像机）。标准光源提供舌图像拍摄时的照明，以保证获得优质、稳定，色彩可重复的舌图像，是进行准确的舌图像颜色分析的基础。分析系统指计算机和舌图像分析软件，其中重要的内容是对舌质和舌苔的色度值进行分析和分类。

（二）舌色色度值的采集

采集舌色的色度值，往往选择舌边和舌尖部位，因为舌边（舌缘）和舌尖的丝状乳头数量较少，容易裸露出舌体的颜色。所以，舌尖和舌缘的颜色更能代表舌质的颜色（见图33）。如果在舌的其他部位出现了舌色的异常之处，也当在异常的位置提取颜色的色度值（见图34-36）。

如果舌苔完全覆盖了舌质，很难提取出舌质的颜色，如古籍中讲的积粉苔等，可以拍摄舌体的侧面图。舌的黏膜在舌侧缘的中间有一个分界线，舌侧缘的上部分布有丝状乳头，但舌侧缘下面的黏膜没有丝状乳头。因此，当舌苔增殖过度，覆盖了整个舌背黏膜时，可以在临近舌侧缘的下方，提取到舌质的颜色。但要尽量靠近舌侧缘的黏膜分界处采集颜色参数（见图37）。

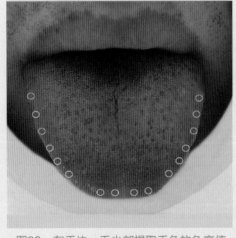

图33　在舌边、舌尖部提取舌色的色度值

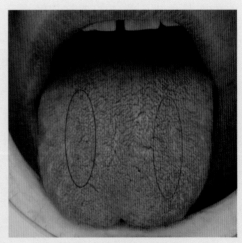

图34　舌中部的舌色偏紫

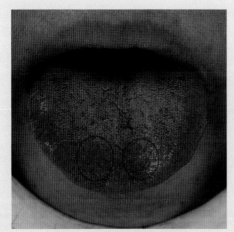 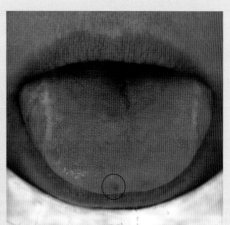

图35　舌尖部的舌色偏紫　　　　　　图36　舌尖有一红斑

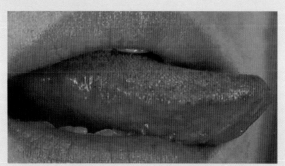

图37　舌的侧面图舌侧缘上部的黏膜可见舌乳头，舌侧缘下部的黏膜光滑；
当舌苔覆盖整个舌面时，可以在舌侧缘的边缘处采集舌质颜色

利用舌图像来提取舌质的颜色，与人眼观察舌色有所不同。人眼可以透过舌苔去观察舌色，但是机器视觉不同，舌苔与舌质的颜色往往是叠加的。特别是舌中部的舌质颜色多被舌苔覆盖，加上舌尖的颜色一般会比舌边更红，如果将所提取的全部舌质颜色做均值处理，容易掩盖或削弱舌的颜色特征，影响得到准确的舌色判断结果。

（三）舌色色度值的读取

用什么方法读取采集到的舌色参数？近年来，中医研究者进行了较多的探讨。主要探讨的问题集中在两点，一是采用哪种颜色模式来读取色度值；二是如何运用中医的舌诊知识来指导对舌色色度值的利用。

1. 颜色模式的选择

颜色通常用三个独立的属性来描述，三个独立变量综合作用，就构成一个空间坐标的颜色空间。颜色空间有RGB、Lab、HSV、YUV等，但被描述的颜色对象是客观的，不同颜色空间只是从不同的角度去衡量同一个对象。

在舌诊研究中，较多利用的颜色空间有RGB颜色空间和Lab颜色空间。

RGB颜色空间

自然界中的任何一种颜色都可以由红、绿、蓝三种色光混合而成，RGB颜色空间以R（Red:红）、G（Green:绿）、B（Blue:蓝）三种基本色为基础，进行不同程度的叠加，产生出丰富而广泛的颜色，所以RGB颜色模型也被称为三基色模式（见图38）。

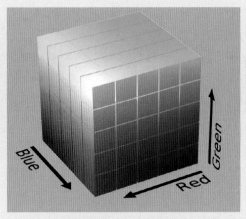

图38　RGB颜色空间

RGB颜色空间采用物理三基色表示，因而物理意义十分清楚，然而却并不适应人的视觉特点。因为人眼对于常见的红绿蓝三色的敏感程度是不一样的，因此RGB颜色空间的均匀性差。并且，两种颜色之间的知觉差异色差不能表示为该颜色空间中两点间的距离。

Lab颜色空间

Lab颜色空间不依赖光线和颜料，它是CIE组织（Commission International Eclairage）确定的一个理论上包括了人眼可以看见的所有色彩的色彩模式，是用数字化的方法来描述人对颜色的感觉，也叫CIELab。

Lab颜色空间是由明度（L）和有关色彩的a，b三个要素组成。L（Luminosity）表示像素的亮度，值域由0到100，表示从纯黑到纯白；a表示从红色到绿色的范

围，b表示从黄色到蓝色的范围。a和b的值域都是由+127至–128，其中+127a
就是红色，渐渐过渡到–128a的时候就变成绿色；同样原理，+127b是黄色，渐
渐过渡到–128b是蓝色。Lab颜色空间是色、亮分离颜色空间（见图39）。

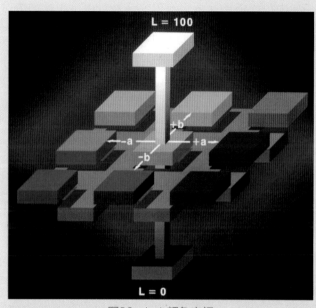

图39　Lab颜色空间

　　Lab色彩模型弥补了RGB色彩模型色彩分布不均的缺憾，在图像处理完
成后，可以方便地转换成RGB（显示用）或CMYK（打印及印刷用）颜色
模型。

2. 舌色色度值数据的平均值计算

　　中医望舌色、苔色，原则是着眼于异常之处，所以，中医的舌诊记录，往
往仅描述异常的部分。根据这一临床的舌体颜色采集方式，笔者设计的舌色色
度值采集点在舌边和舌尖部。在舌边的左侧采集6个点的色度值，做平均值计
算；再在舌边的右侧采集6个点的色度值，做平均值计算，获得舌边的色度值。
如果舌边两侧的色度值基本一致，左右两侧的色度值可以再进行合并，计算其
平均值。

　　舌尖的色度值需要单独计算，不与舌边的色度值合并。这是因为舌尖的菌
状乳头数目多，故舌尖往往比舌边要更红一些。可在舌尖的左、右两侧各采集2
个点的色度值，合并后做平均值计算。

（四）舌色的分类及临床诊断意义

中医所观察的舌色，主要指舌背黏膜的颜色。

中医将正常的舌色称为淡红色。在以往的教材中，主病的舌色多分为五种，即淡白舌、红舌、绛舌、紫舌和青舌。

1. 淡红舌

淡红色是正常人，即平人显现的舌色。

舌是一个肌性器官，血运十分丰富，舌黏膜的固有层血管也十分丰富，当血色透过半透明的带有角化的舌黏膜时，便呈现为淡红色，构成了我们肉眼看到的正常舌色的基础色调——淡红（见图40）。此外，在正常情况下，舌背黏膜上的丝状乳头呈白色（见图41），透过这层白苔来看舌体的颜色，也使舌色的整体视觉效果为淡红色。

古代中医在描述舌苔覆盖舌体颜色的程度时，建立了"见底"和"不见底"的术语。即透过舌苔可清晰地看到舌体颜色的状态，中医称之为"见底"，反之，舌苔遮盖了舌体的颜色，叫作"不见底"。正常的淡红舌是"见底"的舌象。

正常淡红舌的特征是《辨舌指南》中所说的"微白隐红""红润内充"，即透过薄白苔可看到淡红色的舌质，并且舌体要滋润有光泽。

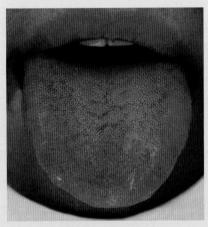

图40　淡红舌

图41　淡红舌的局部放大：可以在白色的丝状乳头的间隙看到淡红色的舌体

（1）淡红舌的色度值

舌的颜色，不仅仅可以目测，也可以通过色度值来读取。

观察提取出来的舌色色度值，与肉眼观察时对舌的整体颜色判断是不同的。肉眼观察时，对于见底的舌象，我们将舌体和舌苔的颜色综合起来，做出舌色的判断。但是提取出的舌色色度值，被制作成色块后，是一个没有夹杂着白苔的颜色，这也是我们看到淡红舌的色块时，感觉要比肉眼看到的淡红舌更红的原因（见图42）。

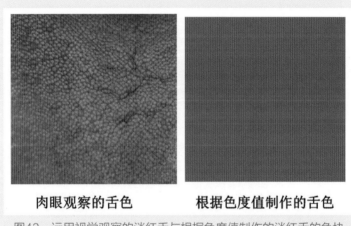

肉眼观察的舌色　　　　**根据色度值制作的舌色**

图42　运用视觉观察的淡红舌与根据色度值制作的淡红舌的色块

本章节所列举的舌色的色度值，来源于本书作者及研究团队获得的舌图像。由于获得的舌图像数目远远不足以计算出各类舌色的区间范围，因此，仅作为各类舌色的分类参考。

淡红舌的色度值范围是一个三维的区间，与淡红舌比邻的是淡白舌和红舌。本研究团队测量的淡红舌的色度值区间为：L*：51-60；a*：26-37；b*：15-23。典型的淡红舌的色块参见下图（见图43-45）。图43是淡红舌的3个色块中亮度最亮，红色分量最低的；图45是淡红舌的3个色块中亮度最低，红色分量最高的。只有根据大数据的计算，找到淡红舌向淡白舌，或红绛舌演变的色度特征，才可能使所有的医生建立起舌色评估的共识。

（2）淡红舌的诊断意义

1）正常的淡红舌

在密布的白色丝状乳头之间，散在分布着菌状乳头。菌状乳头的颜色往往略红于淡红色的舌质（见图46）。

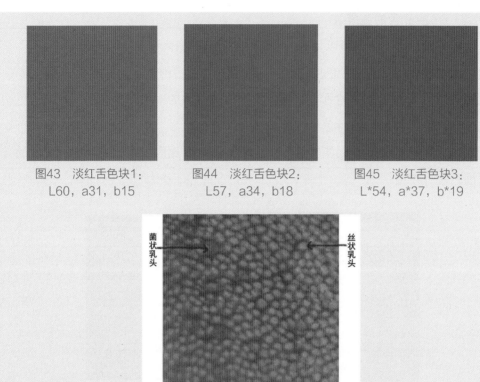

图43　淡红舌色块1：　　　图44　淡红舌色块2：　　　图45　淡红舌色块3：
L60，a31，b15　　　　　　L57，a34，b18　　　　　　L*54，a*37，b*19

图46　正常的淡红舌，丝状乳头分布均匀，边缘清晰；菌状乳头散在于丝状乳头之间

淡红舌代表人体的气血津液充盈，脏腑功能正常。

若病人表现为淡红舌，表示气血津液和脏腑尚未受到伤损，多见于病程短、病变轻的病患。值得注意的是，患病时的淡红舌，虽然舌色变化不明显，但舌苔、舌形可能会出现异常表现。需要根据舌色以外的异常舌象特征来进行具体、细致的分析，以做出正确的诊断。

总之，淡红舌是最常见的一种舌色，根据对健康体检人群的调查，淡红舌的出现率最高可达到65%，也就是说，在体检者中，淡红舌所占的比例最高。

现代研究认为，淡红舌形成的主要因素为：

血循环中的红细胞数量、血红蛋白的含量，以及血氧饱和度正常；

舌的血液循环正常；

舌乳头的毛细血管血液充盈，舌的微循环正常；

菌状乳头内微血管开放数目正常，粗细均匀，张力良好。

2）常见的异常淡红舌

常见的异常淡红舌是指舌色虽然正常，但是舌形或舌苔出现了异常的舌象。

主要有淡红齿痕舌，淡红厚苔舌，淡红、舌尖红点舌。

①淡红齿痕舌

指舌色淡红，舌体两侧有数个齿痕，或伴有舌体胖的舌象（见图47-48）。

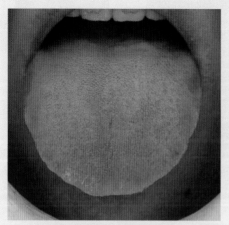

图47　淡红舌，有齿痕（色度值L*56，a*29，b*18）　　图48　局部放大的舌边和舌尖的舌色

齿痕是因牙齿长时间的碰到舌侧缘或舌尖，舌体受压所致的压痕。一般认为，有齿痕时，往往舌体偏胖。但舌色为淡红时，却有相当数量的人舌体并不胖，或者齿痕只在清晨出现，随着日间的活动，齿痕减轻或消失。

诊断意义：脾气不足，气虚（包括气虚体质）。

根据笔者的观察，轻度和部分中度的齿痕舌，其舌质的颜色常呈淡红色。《中医诊断学》（五版教材）中说"淡红而有齿痕，多是脾虚和气虚。"

近年来，有多篇论文如钱心如等，戴红等报道健康人中齿痕舌的发生率为14.75%，19.6%。[1]但如图所示，虽经视觉判断，这类齿痕舌的舌色为淡红色，但是红色分量偏少。随着中医健康状态评估、体质辨识，以及对中医脾虚、水湿停留等证实质研究的深入，齿痕舌也见于健康人的观点很可能会被改变。轻度齿痕舌或将成为未病诊断的内容之一。

②淡红厚苔舌

指舌色淡红，伴有舌苔增厚的舌象（见图49-51）。

① 钱心如，陈依萍，陈泽霖.齿印舌患者临床调查分析，中医杂志，1991，32（1）：33～35；
戴红，胡霞，赵厚睿等.413名大学生体质类型与舌质关系的调查分析，中华中医药学刊，2011，9（29）：2022。

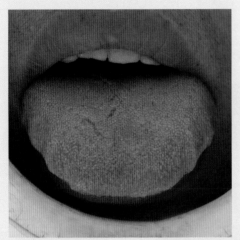

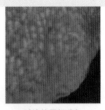

舌边的局部舌色

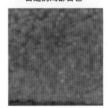

舌尖的局部舌

图49　淡红舌，舌苔增厚（色度值L*58，
　　　a*28，b*17）

图50　局部放大的舌边
　　　和舌尖

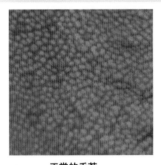

正常的舌苔

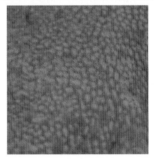

开始增厚的舌苔

图51　正常舌苔与开始增厚的舌苔的比较

　　将厚苔的舌图像局部放大，可以看到与正常的舌苔相比，厚苔的丝状乳头之间的间隔变小了，导致淡红色的舌体颜色被部分遮盖，也就是中医所说的"见底"不充分。因此，肉眼看起来，白色的视觉特征变得凸显。中医将这种增厚，但还没有完全遮盖舌底的白苔，叫作"苔白"，或"白苔"。

　　诊断意义：舌苔开始增厚，是邪气初犯人体的标志。

　　根据中医的病因学说，邪气有外来，内生和不内外因三类。外来邪气指六淫（风、寒、暑、湿、燥、火）；内生邪气指体内产生的五邪（内风、内寒、内湿、内燥、内火）；不内外因如食积，过劳等。因此，舌苔一旦从薄变厚，是邪气开始积聚于体内的信号。

　　如果在舌苔刚开始变厚时，及时地进行中医的"治未病"干预，可以起到良好的驱邪、防病效果。

③淡红、尖红点舌

指舌色淡红，在舌尖部位有红点的舌象（见图52-53）。

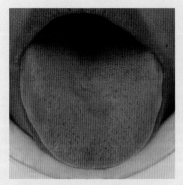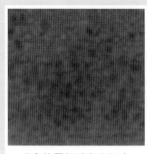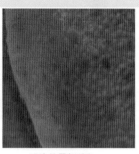

舌尖的局部舌色和红点　　　舌边的局部舌色

图52　淡红舌，舌尖有红点　　图53　放大的局部舌色和充血的菌状乳头
（色度值L*59，a*31，b*20）

图52的舌色色度值基本在淡红舌的区间。全舌有散在的红点，以舌尖的红点最为密集，所以看起来舌尖变红了。把舌尖部放大，可知人眼所看到的红点，是一个个充血的菌状乳头。图像放大后，这些红点的形态，颜色差异等更为清晰可见。

诊断意义：轻浅的热证。多见于上火。

舌尖的菌状乳头充血，是舌诊中表示人体有热的预警信号。应注意的是，作为轻浅热证的预警红点，其数量不会很多，红点的体积也不大，颜色不呈深红色。从整体来看，舌色仍为淡红色，唯有舌尖偏红。

在舌尖刚出现红点时，积极地进行以中医辨证为基础的健康管理，可以起到事半功倍的效果。

2. 淡白舌

淡白舌是一种异常的舌象。淡白舌的比较基础是淡红舌，指舌色较淡红舌浅淡，甚至血色全无。

淡白舌之所以看起来颜色浅淡，是因为舌质，也就是舌背黏膜表现出的血色不足（见图54）。把舌图像放大，便可更清晰地看到舌背黏膜的这一颜色特征（见图55）。

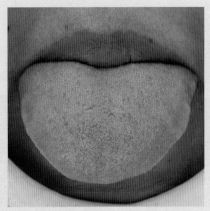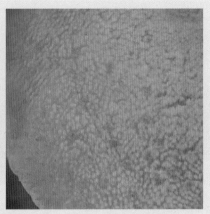

图54 淡白舌（色度值L*67，a*22，　　　图55 淡白舌的局部放大：舌质（舌
　　　　b*13）　　　　　　　　　　　　　　　背黏膜）的红色分量减少

（1）淡白舌的色度值

本研究测量的淡白舌的色度值区间为：L*：57-70；a*：19-30；b*：13-22。典型的淡白舌的色块参见图56-58。图58是淡白舌的3个色块中亮度最大，红色分量最低的。图56是淡白舌的3个色块中亮度最低，红色分量最高的。如果假设淡白舌均为淡红舌演变而来，图56的淡白舌1与淡红舌的距离最近，图58的淡白舌3离淡红舌的距离最远。

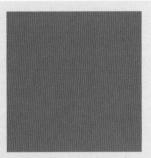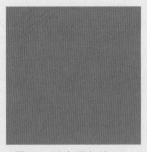

图56 淡白舌色块1：　　　　图57 淡白舌色块2：　　　　图58 淡白舌色块3：
L*59，a*26，b*22　　　　　L*62，a*24，b*16　　　　　L*67，a*22，b*13

（2）淡白舌的临床诊断意义

淡白舌主要见于虚寒证、气虚证、血虚证、气血两虚证。中医认为，气血不能充分地运行于舌，或者阳气虚弱，无力推动气血充盈于舌，是导致舌质淡白的原因。

现代研究认为，形成淡白舌的主要因素有：

红细胞数减少，血红蛋白降低，红细胞压积降低，全血黏度、血浆黏度和血浆渗透压降低，舌黏膜内血管萎缩；

负氮平衡，血浆蛋白偏低，组织水肿；

营养不良，基础代谢率降低，某些内分泌功能不足；

舌尖菌状乳头萎缩，数量减少；

微循环充盈不足，舌表面血流量不足；

常见的淡白舌有淡白嫩舌，淡白厚苔舌，淡白瘀点舌。

①淡白嫩舌

指舌色淡白，舌的局部或者整体出现丝状乳头萎缩的舌象。用肉眼观察时，表现为苔少，或光莹无苔（见图59-62）。

淡白嫩舌1的局部放大显示了丝状乳头的退行性改变，肉眼观察表现为舌苔变薄。由于舌乳头低矮平滑，使舌质看起来娇嫩。常见舌边、尖有齿痕（见图59-60）。

淡白嫩舌2，可以清晰地看到舌尖的丝状乳头萎缩，肉眼观察可见舌尖光莹无苔。由于气血的虚弱更加严重，舌面出现了失却气血濡润而导致的裂纹（见图61-62）。

诊断意义：气血两虚。

②淡白厚苔舌

指舌色淡白，舌的丝状乳头增殖的舌象。用肉眼观察时，表现为苔厚，多为白苔。舌苔湿润，舌体多胖大（见图63-67）。

淡白舌有厚苔时，多为白苔，但也可以见到黄白相兼苔。通过图64的局部放大，可看到厚苔的形成是因丝状乳头增殖。因舌苔湿润，使增殖延长的丝状乳头相互粘附在一起。菌状乳头的颜色变浅。

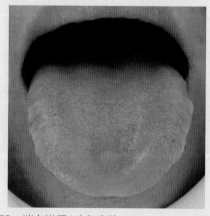

图59　淡白嫩舌1（色度值L*64，a*26，b*14）

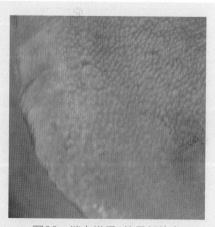

图60　淡白嫩舌1的局部放大

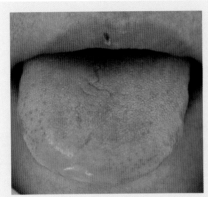 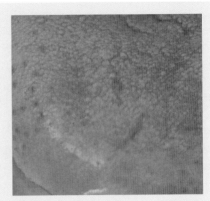

图61　淡白嫩舌2（色度值L*69，a*27，b*15）　图62　淡白舌2的局部放大：舌尖光莹

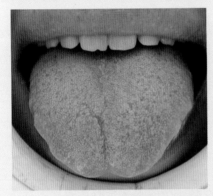 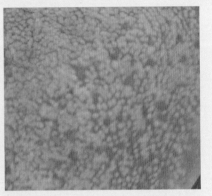

图63　淡白舌，白厚苔（色度值L*67，a*20，b*16）　图64　淡白舌，白厚苔的局部放大

　　图65在淡白舌的基础上，可见舌根的舌苔增厚，苔色变黄，丝状乳头粘附在一起（见图66）。舌尖出现红色的点刺（见图67）。淡白舌代表正气虚，厚苔和点刺代表邪气盛。

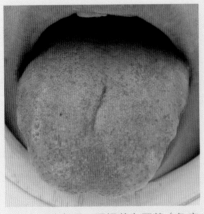 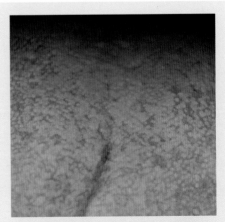

图65　淡白舌，舌根黄白厚苔（色度　　　图66　淡白舌，舌根黄白厚苔的局部
　　　值L*64，a*19，b*14）　　　　　　　　　　　放大

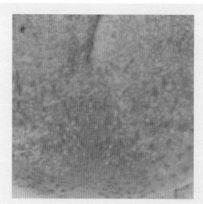

图67　淡白舌，黄白厚苔时出现的舌尖点刺

诊断意义：阳虚湿浸。

③淡白瘀点舌

指舌色淡白，舌上有瘀点的舌象。瘀点多出现在舌的边尖部位。舌苔可薄，亦可增厚，大多为湿润苔（见图68-69）。

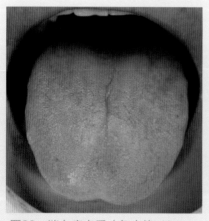

图68　淡白瘀点舌（色度值L*64，
a*25，b*13）

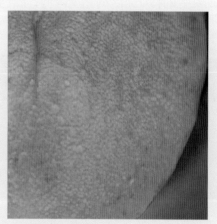

图69　淡白瘀点舌的局部放大

诊断意义：气虚血瘀，阳虚血瘀。

3. 红舌

红舌是一种异常的舌象。红舌的比较基础是淡红舌，指舌色较淡红舌要红。红舌时，舌背黏膜的红色分量增加（见图70-71）。

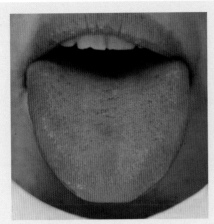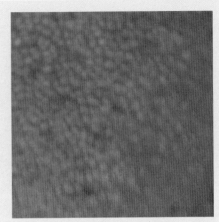

图70　红舌（色度值L*53, a*45, b*19）

图71　红舌的局部放大：舌质（舌背黏膜）的红色分量增加

（1）红舌的色度值

本研究测量的红舌的色度值区间为：L*: 47–59；a*: 34–49；b*: 13–25。

红舌与淡红舌的色度值比较，可以看到L*下降，a*和b*向+的方向移动，表明红舌的特征是舌的亮度降低，红色与黄色分量增加。

典型的红舌的色块参见图72–74。

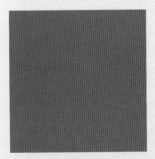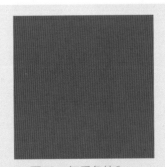

图72　红舌色块1：L*53, a*40, b*22

图73　红舌色块2：L*50, a*44, b*14

图74　红舌色块3：L*47, a*48, b*13

（2）红舌的临床诊断意义

红舌主要见于热证。中医认为红舌主热证的依据是：体内有热时，气血的运行加快，致气血沸涌，充斥于脉络。舌的血脉丰富，故呈现出红色。热盛伤津，血中的津液减少，也是导致舌红的原因。

红舌所主的热证可大体分为实热证与虚热证。但总体而言，红舌多见于实热证。实热证红舌的特点是红色比较鲜明。

现代研究认为，形成红舌的主要因素有：

基础代谢水平增高；

炎症；

体液缺失、血容量减少；

交感神经亢进；

微循环充血改变，舌菌状乳头横径变大，微血管丛的血管袢数目增多，异性血管丛较多，血色鲜红。

常见的红舌有边尖红舌，红舌黄苔，红舌少苔，红舌无苔。

①边尖红舌

指舌尖和舌边缘变红的舌象。往往伴见薄白苔或白苔（见图75-78）。

舌尖的局部放大显示菌状乳头的数量增多，颜色变红。丝状乳头增殖，表现为增厚的白苔（见图76，78）。

诊断意义：温病卫分证；脏腑热证。

一般外感病引起的舌边尖红，为初病，发病时间短，多红色鲜明，表现为L*偏高，如边尖红舌1（见图75-76）。

若因脏腑热证引起的舌边尖红，因发病时间多较外感病长，颜色会略暗。在色度值上表现为L*偏低，如边尖红舌2（图77-78）。

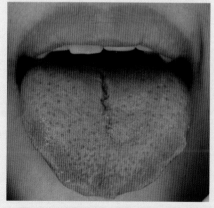

图75　边尖红舌1（色度值L*59，a*38, b*24）

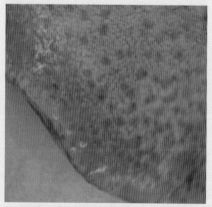

图76　边尖红舌1的局部放大

②红舌黄苔

指全舌变红，舌苔为黄色的舌象（见图79-82）。这是临床表现最为多样化的一种舌象，以舌质而论，有老嫩之分，点刺之殊。从舌苔而别，有或厚或薄，或腻或燥之异。

　　红舌黄苔1的黄苔分布于舌根部（见图79）。从舌根的局部放大中，可以看到舌苔的分布不均匀，即有的地方苔略厚，有的地方苔略薄（见图80）。在苔薄的地方，可以看到"见底"的红舌。舌苔不均匀，常常意味着舌苔正在增厚的过程中。若舌苔比较厚了，舌色便会被遮盖住，舌诊术语为"不见底"。

　　黄色的舌苔可以出现在全舌，也可以表现为舌中黄、舌根黄。中医根据三焦理论，判断邪气是弥漫人体的上、中、下三焦，还是积聚于中焦或下焦。

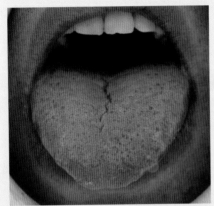

图77　边尖红舌2（色度值L*54，a*42，b*21）

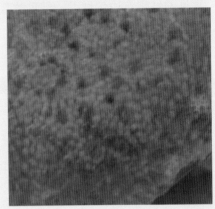

图78　边尖红舌2的局部放大

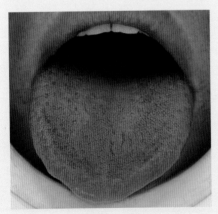

图79　红舌黄苔1（色度值L*53，a*40，b*22）

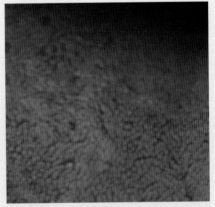

图80　红舌黄苔1的局部放大

　　红舌黄苔2的黄苔分布的比较广，舌中、舌根均被黄苔覆盖。在黄苔的边缘，可见到少量的白苔。白苔比黄苔薄，可知白苔在增厚之后，演变成为黄苔（见图81-82）。与红舌黄苔1比较，红舌黄苔2的黄苔偏干，显示出津液被消耗的迹象。舌边、舌尖均可见到红点（增大的菌状乳头）。

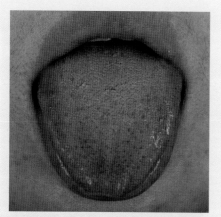
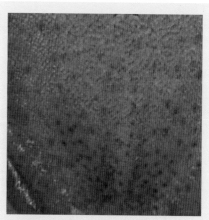

图81 红舌黄苔2（色度值L*49,
a*34, b*12）　　　　图82 红舌黄苔2的局部放大

红舌与黄厚、黄燥苔并见，标志着正盛邪实，是正邪激烈相争的舌象，也可以说，是人体对外界有害刺激具有良好的抵抗力和反应性的舌象。

诊断意义：实热证。

根据舌苔的分布范围，可判断热邪所在的脏腑和部位；根据舌苔的厚薄，可分析邪气的浅深（邪气侵犯和深入人体的程度）；根据舌苔的润燥，可知晓热邪伤损津液的多寡；根据舌苔是否有根，可衡量判断正气的虚实。

③红舌少苔

指在舌变红的同时，舌苔变少的舌象（见图83-86），多从舌红苔黄的舌象进一步发展而成。

所谓舌苔变少，主要是因丝状乳头萎缩，发生了退行性改变。由于舌乳头变得低平了，使舌面看起来有娇嫩的视觉效果，舌诊术语叫作"嫩"。

红舌少苔1的舌象出现了丝状乳头的萎缩（见图83）。

因丝状乳头有退行性改变，使舌面看起来略显光滑，出现了娇嫩的特征。同时，菌状乳头充血增大。在嫩舌上，"红点"显得很突出（见图84）。

苔少时，舌面大多偏于干燥。舌体失却濡润，容易出现裂纹。

红舌少苔2的舌象可以看到舌苔比较干燥，因为舌上缺少津液的滋润，所以舌苔开始变少，使舌体的纹理显得有些粗糙（见图85）。

因丝状乳头的萎缩速度有快有慢，使得从整体来看，舌苔的分布有些欠均匀，看起来凹凸不平，舌诊术语叫作"老舌"（见图86）。这种舌象多见于发病较急的患者，表示在邪热重的同时，津液及阴液已经受伤，如外感病的营分证。

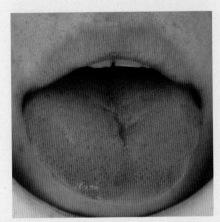

图83 红舌少苔1（色度值L*55，
a*40，b*22）

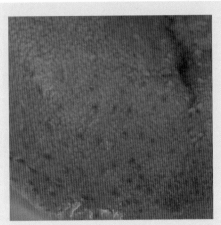

图84 红舌少苔1的局部放大：丝状乳
头低平，菌状乳头充血增大

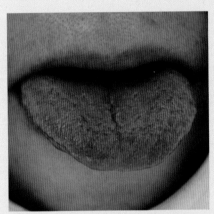

图85 红舌少苔2（色度值L*50，
a*45，b*23）

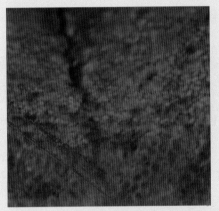

图86 红舌少苔2的局部放大：丝状乳
头和菌状乳头增大，津液少，纹理粗糙

诊断意义：外感病营分证；内伤病阴虚内热证。

舌红少苔，代表身体的阴液受损。受损的原因有急性病的外感热病、慢性病的脏腑内热两种。舌质娇嫩的红舌少苔舌象多见于阴虚内热证；舌质苍老的红舌少苔舌象多见于外感病营分证。发病时间的长短和舌象的特点，有助于进行证候的鉴别诊断。

④红舌无苔

指全舌变红，舌苔消失的舌象，是从舌红少苔进一步发展而成的重病舌象（见图87-88）。

肉眼观察时，舌面光洁，红而没有舌苔（见图87）。但若放大舌图像，可以看到舌乳头的退行性变是不均匀的。有的地方舌乳头完全萎缩，往往发生在舌的边尖和舌中部。但有的地方尚能看到低平的，正在萎缩途中的舌乳头（见图88）。由于肉眼观察时，感觉舌面像镜子一样平滑，舌诊术语称之为"镜面舌"。

当舌红无苔时，舌面往往会出现较多、较深的裂纹。

诊断意义：阴虚热证的重症。

红舌与无苔同时出现，代表阴液在舌红少苔的病变基础上进一步虚损，体内尚有热邪未退。

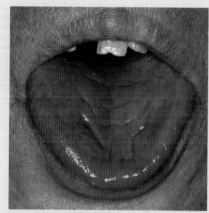

图87　红舌无苔（色度值L*50，a*44，b*14）

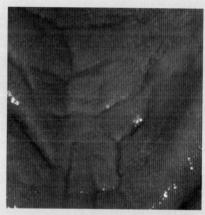

图88　红舌无苔的局部放大：舌乳头萎缩，使舌面看起来娇嫩光滑，有的地方尚可见低平的舌乳头

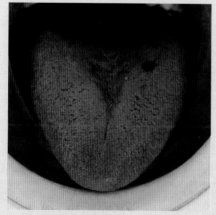

图89　绛舌（色度值L*41，a*36，b*17）

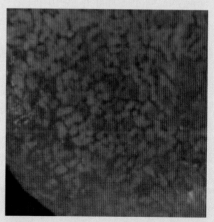

图90　绛舌的局部放大：舌质（舌背黏膜）的L*a*b*降低

4. 绛舌

绛舌是一种异常的舌象。指比红舌更为深浓的红舌，也称为红绛舌（见图89~90）。

（1）绛舌的色度值

本研究测量的绛舌色度值区间为：L*：38~70；a*：30~43；b*：8~20。

虽然中医用语言描述绛舌的特征是比红舌更红的舌色，但是从色度值的角度观察，舌色的红色分量不但没有增加，反而会降低。总体的色度特征是L*a*b*均比红舌下降。表明绛舌的亮度降低，红色与黄色的分量也减少。

典型的绛舌的色块参见图91~93。颜色越深的绛舌，不一定是红色分量越高，而是亮度越低。

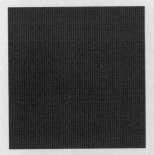

图91　绛舌色块1：
L*45, a*43, b*14

图92　绛舌色块2：
L*41, a*37, b*12

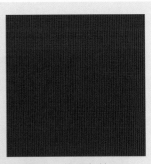

图93　绛舌色块3：
L*38, a*36, b*11

（2）绛舌的临床诊断意义

绛舌见于热证。

导致绛舌的原因有外感和内伤之分。外感病的舌绛或有苔，或舌干燥苍老，是热入营血，虚实夹杂，以实邪重为主。内伤病或外感病中，见舌绛少苔或无苔，舌体娇嫩，是虚实夹杂，以营阴虚为主。

现代研究认为，影响绛舌形成的主要因素有：

交感神经功能亢进，基础代谢水平增高；

激素水平；

全身的循环状态：微循环的充血改变、血液高凝状态、末梢血管瘀血；

离子酸碱紊乱：血中H^+离子浓度增高，低K^+血症；

PaO_2，$PaCO_2$：低氧血症和高碳酸血症。

绛舌的丝状乳头明显萎缩，菌状乳头亦较低平或萎缩。黏膜固有层的毛细血管数目增多，扩张充血或出血，周边有较多的淋巴细胞或中性白细胞浸润。

常见的绛舌有绛舌厚苔，绛舌少苔，绛舌无苔。

①绛舌厚苔

指全舌变为深红色，舌苔增厚；苔色可为白色、黄色、褐色、灰黑色的舌象（见图94–96）。

绛舌时，在舌苔变厚的基础上，常可见到舌边、舌尖部位的舌苔变少，甚至无苔。

图94在绛舌的基础上，可见到舌中的舌苔分布不均匀，有的地方舌苔黄厚，有的局部舌苔剥脱，展现出舌苔由厚转至剥脱的过程（见图95）。舌边、舌尖往往是最先出现舌苔变少，甚至剥脱的部位（见图96）。

诊断意义：多见于急性外感热病的营分证。亦可见于内热日久，兼有痰阻。易化为风痰证。

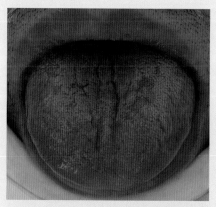

图94　绛舌，苔黄厚（色度值L*44，a*33，b*14）

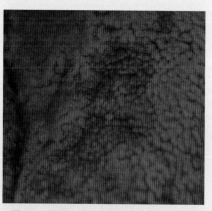

图95　绛舌，苔黄厚的局部放大：可见到黄厚苔；部分黄厚苔剥落，露出舌质；此处舌质的舌乳头呈萎缩状，苔少

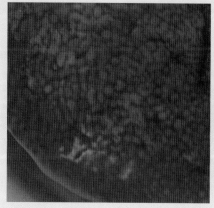

图96　绛舌，苔黄厚的局部放大：舌边尖尚有未完全剥落的黄苔，舌乳头萎缩至平滑

②绛舌少苔

指舌色深红，舌苔变少的舌象（见图97-98），多从舌红少苔，或绛舌厚苔的舌象进一步发展而成。

舌质多娇嫩而少苔，舌上看起来似湿润，但若用消毒滤纸擦拭，则示舌上津液少。舌色的亮度较红舌降低，用肉眼观察时，舌色不再有鲜明的特征。

绛舌时，菌状乳头多呈增生的状态。

诊断意义：阴虚火旺。

③绛舌无苔

指舌色深红，没有舌苔的舌象（见图99-100），多从舌红无苔，或绛舌少苔的舌象进一步发展而成。

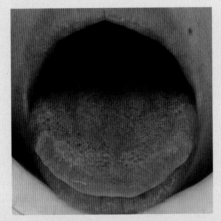

图97　绛舌少苔（色度值L*41，
a*31，b*20）

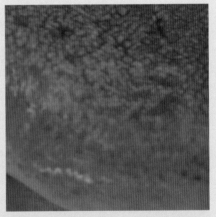

图98　绛舌少苔的局部放大：舌边、舌
尖的丝状乳头萎缩.菌状乳头充血

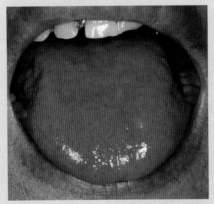

图99　绛舌无苔（色度值L*42，
a*30，b*13）

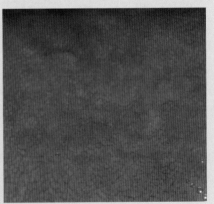

图100　绛舌无苔的局部放大：舌背黏
膜的丝状乳头萎缩

舌质娇嫩，可以看到丝状乳头进行性地萎缩过程，即有的地方丝状乳头平滑，有的地方还有低平的丝状乳头。菌状乳头大多也呈萎缩状态。

诊断意义：阴虚火旺重症，或亡阴。

5. 紫舌

紫舌是一类异常的舌象（见图101-102）。

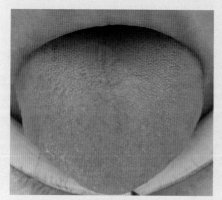 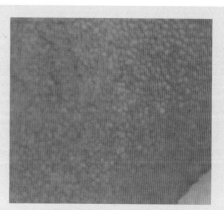

图101　紫舌（色度值L*53, a*22, b*2）　　　图102　紫舌的局部放大

（1）紫舌的色度值

紫舌可以大体分为两类，一类是青紫舌，或淡紫色；一类是绛紫舌，或紫暗舌。

本研究测量到的紫舌的色度值区间为：L*：35-50；a*：16-34；b*：1-10。由此可知，紫舌的亮度值范围较大，青紫舌往往偏亮一些，绛紫舌往往偏暗一些。两类紫舌的共同点是a*和b*进一步降低，但以青紫舌的a*和b*下降的更为显著。

典型的紫舌的色块参见图103-104。

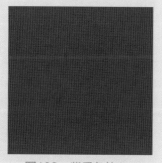 

图103　紫舌色块1：　　　　　图104　紫舌色块2：
　　　L*40；a*29；b*8　　　　　　　L*49；a*23；b*4

（2）紫舌的临床诊断意义

紫舌主要见于瘀滞证。中医认为导致瘀滞的原因有寒、热之分。

因热所致的紫舌，多由绛舌发展而来。热盛，会造成气阴大伤。气伤则无力运血，阴亏则营血黏滞，造成血瘀脉络。特点为舌色紫红，舌体瘦小而干。

由寒所致的紫舌，是因寒主凝滞，使气血瘀滞于脉络而成。特点是舌色淡紫，或青紫而湿润。

进入高速发展的现代社会后，由于工作、生活或精神压力大，还出现了一种因气滞导致的紫舌，特点是舌色紫，舌苔少津，常有红点，伸舌时舌肌紧张，或舌尖颤动。

现代研究认为，形成紫舌的主要因素有：

血氧饱和度下降，氧分压下降，二氧化碳分压增高：

血黏度与血小板聚集性升高；

静脉血流缓慢；

微循环障碍；

pH降低。

常见的紫舌有绛紫舌，淡紫或青紫舌，淡紫红点舌。

①绛紫舌

指舌色紫红而暗的舌象（见图105－106），可从绛舌进一步发展而来。舌面的丝状乳头及菌状乳头多萎缩，肉眼观察时，舌面显得光滑娇嫩，貌似水滑，但用棉拭子擦拭，或用滤纸测试，可知舌面干燥少津。舌上往往有瘀斑、瘀点。

诊断意义：外感病热入营血的重症。内伤病气血瘀热的重症。

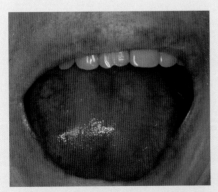

图105　绛紫舌（色度值L*38；a*22；b*2）

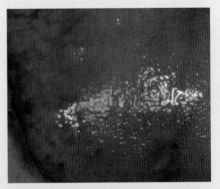

图106　绛紫舌的局部放大：舌背黏膜的丝状乳头及菌状乳头萎缩；肉眼观察时，舌面光滑娇嫩；舌上有瘀斑、瘀点，静脉回流障碍

②淡紫或青紫舌

指舌质呈淡紫色的舌象（见图107-108）。舌苔薄白或白，舌体多胖大，舌苔湿润或水滑。舌边往往可见静脉回流障碍所致的紫色，甚至有大片的瘀斑。

诊断意义：寒凝血瘀。

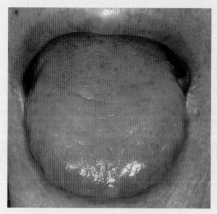 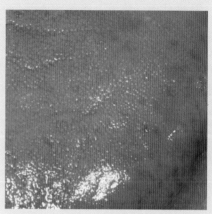

图107　淡紫舌（色度值L*50；　　　　图108　淡紫舌的局部放大：舌边尤为
　　　　a*20；b*1）　　　　　　　　　　　　　青紫，舌苔薄白而湿润

③淡紫红点舌

指舌色淡紫，或紫暗，全舌有红点的舌象（见图109-110）。一般以舌苔薄白或薄黄，舌上少津者为多见，甚者舌两侧可见两条白色的泡沫状唾液带，是舌燥的表现。伸舌时舌肌多因紧张而颤抖。

诊断意义：气滞血瘀。

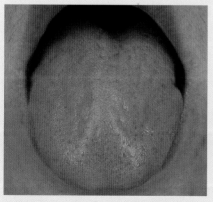 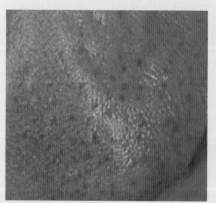

图109　淡紫红点舌（色度值L*48，　　　图110　淡紫红点舌的局部放大：全
　　　　a*16，b*9）　　　　　　　　　　　　　舌淡紫，舌苔白中带灰黄，舌上红点
　　　　　　　　　　　　　　　　　　　　　　　多，伸舌时肌肉紧张

要之，中医学中所言的气血，不是没有形质表现的理论概念，而是可见、可察的。舌质的颜色就是气血的体现，舌是气血的有形载体之一。具体表现为：气血平和时，舌质的颜色呈淡红色；当气血虚弱时，舌质的颜色为淡白色；当气血变热时，舌质的颜色为红绛色，当气血瘀滞时，舌质的颜色为紫色。

从现代医学来看，影响舌质颜色的要素有4个：①舌的血供；②舌体微血管的收缩与扩张；③血红蛋白浓度和白蛋白含量；④血氧分压。

血红蛋白和白蛋白的含量可以归属到中医阴的范畴，反映着人体物质代谢的状态。血氧可以归属到中医阳的范畴，反映着人体功能代谢的状态。中医强调生命的特征是气血周流的升降出入运动，舌体的气血循环是观察身体大循环最为敏感的部位。

三、舌苔颜色的诊断

苔色，是舌苔诊断中的重要内容，也是舌诊中最早被应用的诊断内容。

舌苔的颜色主要有白色、黄色、灰色和黑色。古代的书籍中也记录了绿色、霉酱色（红中发黑又兼黄色的舌苔）等。但绿色、霉酱色这些出现在急性感染性疾病中的危重病的舌苔颜色变化，随着现代对急性热病的早期控制，临床已比较少见。

（一）舌苔色度值的采集与识别

对舌苔色度值的采集，大体有两种方式。一种是自动采集与识别，一种是手动采集，运用图像软件识别。

1. 自动采集与识别

舌象仪中的软件可以完成对舌苔颜色的自动采集与识别。基本的工作方式为：①先实现对舌质和舌苔的分割，保留舌苔的有效部分。②进行颜色聚类，根据医生的指导，训练样本的典型特征，使机器能够利用已知的舌苔颜色的典型特征，自动地对未知的舌苔颜色进行判断识别。

2. 手动采集

运用图像软件识别：医生勾选想测量的舌苔颜色，将颜色信息放入软件进行色度值的读取。比如运用Photoshop图像处理软件来读取舌苔的色度值。

自动采集读取的模式快捷、方便，已成为数字舌图中舌苔颜色读取的主要方式，但手动采集舌苔色度值的方式也有很多优点：

①在舌苔分布不均匀的时候，可以准确地获知舌的各个部位的舌苔颜色信息。

②可以对典型的、局部的舌苔颜色，以及如黄白苔等渐进性变化的舌苔颜色进行准确的测量。

③可以不受设备的限制，随时对手机等便携式照相设备拍摄的舌图像进行色度值的提取。

因此，手动采集苔色数据的方法，可以作为自动苔色采集的补充，对于研究者关注局部的苔色特征及其变化很有帮助。

（二）舌苔的分类及临床意义

患病时，特别是患外感病时，舌苔的颜色变化快，所以，苔色是医生最早关注的舌诊内容。至清代，舌诊专著中对舌苔颜色的描述已非常详细，有关对苔色描述的内容多的让人目不暇接。

20世纪 50年代，我国开始建立中医高等教育体系，并形成了中医高等教育的教材，在对苔色进行概括时，将苔色主要分为4类，即白苔、黄苔、灰苔、黑苔。

1.白苔

白苔是正常的舌苔颜色，同时也是最常见的异常苔色。

为什么白苔既见于正常人，也见于病人？这是因为虽然舌苔的颜色都是白的，但是当舌苔的厚薄不同时，透过舌苔所裸露的舌体颜色有浅深之不同。简而言之，白苔越厚，舌体的红色就越被舌苔所遮盖，白色便越显得突出。所以，在表述正常的白苔时，一定要多加一个"薄"字，叫作"薄白苔"。

（1）正常的薄白苔

正常的薄白苔，指依附于淡红舌的薄白苔（见图111-112）。

薄白苔亦可与异常的舌色、舌形、苔质等同时存在，此时则不属于正常的舌象。

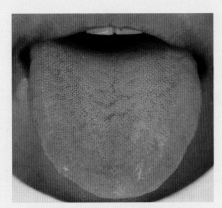
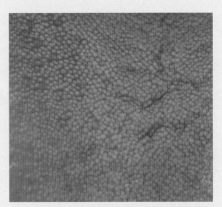

图111　薄白苔（色度值L*64，
　　　　a*21，b*10）

图112　薄白苔的局部放大：在淡红色的舌
　　　　质（舌背黏膜）上密布着白色的丝状乳头

1）典型的正常薄白苔的色度值

　　从薄白苔上提取的颜色，并不是纯白色，而是薄白苔和见底的舌质颜色叠加在一起的淡红色。由于在舌质上叠加了白色的舌苔，所以与淡红舌的色度值相比，薄白苔的亮度（L*）要高于淡红舌，红色分量（a*）略低于淡红舌。

　　典型薄白苔的局部放大和色度值色块参见图113-116。

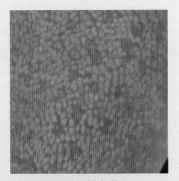

图113　薄白苔1

图114　薄白苔1的色块：L*66，a*20，b*10

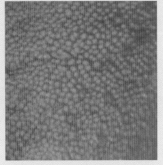

图115　薄白苔2

图116　薄白苔2的色块：L*68，a*22，b*11

2）薄白苔的诊断意义

薄白苔指舌苔不薄不厚，为丝状乳头的消长（细胞的增殖、分化与凋亡）处于动态平衡的状态。中医学认为：舌苔是"胃蒸脾湿上潮而生"，脾胃为后天之本。正常的薄白苔代表人体的脾胃之气充盛，脏腑功能调和。

薄白苔的舌苔厚度以能"见底"作为"薄"的标准，即透过舌苔，可以清楚地分辨舌质的颜色。

现代研究认为，形成薄白苔的主要因素为：

丝状乳头上皮浅层扁平细胞轻度角化；

丝状乳头的生长处于正常的代谢状态；

舌苔的自洁功能正常。

（2）白苔

白苔指舌苔开始或者已经变厚，临床记录时多描述为苔白，或白苔（见图117-118）。

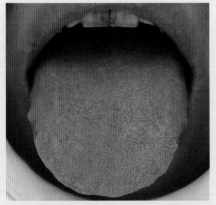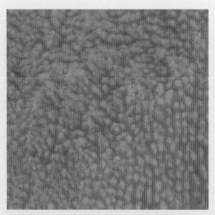

图117 变厚的白色舌苔（色度值 L*68，a*17，b*8）　图118 变厚的白苔的局部放大：可见舌苔增厚之处的丝状乳头交集紊乱

1）典型白苔的色度值

白苔是其他苔色变化的起点，因此在古籍中，对白苔的颜色观察的颇为细致，如《察舌辨症新法》中就用"白如银色""白如旱烟灰色""白如银锭底色""似白非白，如画工以脂调粉，为雪青色。有深浅两种，浅者如雪青湖绉色……深者如雪青杭绸色"等比喻，来描述白苔的颜色特征。这是因为白苔的厚度不同，或者舌质的颜色不同，都会显现出略有差异的白苔。这时，提取白

苔的色度值，并在治疗后进行对比，就显得十分重要。

　　大体白苔越不见底，亮度值就越高，红色分量就越少。

　　典型白苔的局部放大与色度值色块参见图119-122。

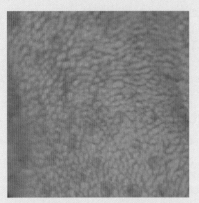

图119　白苔1　　　　　　　　图120　白苔1的色块：L*69，a*12，b*8

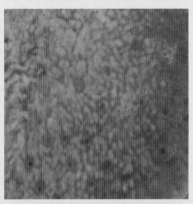

图121　白苔2　　　　　　　　图122　白苔2的色块：L*73，a*16，b*4

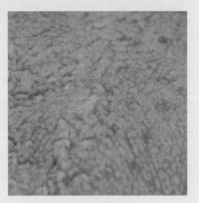

图123　白苔3　　　　　　　　图124　白苔3的色块：L*71，a*11，b*9

2）白苔的临床诊断意义

常见的白苔有白苔，舌边尖红；白厚苔。

①白苔，舌边尖红

指薄白苔开始变厚，舌尖和舌边变红的舌象（见图125-126）。

在局部放大的舌图中，可以看到丝状乳头增殖变厚，舌上散在有红点。

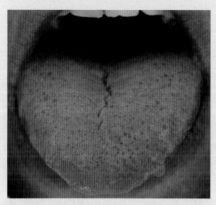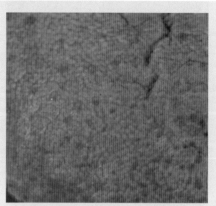

图125 薄白苔向白苔转化，同时可以见到舌边和舌尖变红（白苔的色度值L*63；a*21；b*7）

图126 白苔，舌边尖红的局部放大，丝状乳头的间隙变小，舌尖的菌状乳头充血

诊断意义：常见于外感病的表热证，或邪气欲向里（脏腑）传变。

②白厚苔

指舌苔白而厚，不见底的舌象（见图127-128）。

将白厚苔的局部放大，可见丝状乳头增殖变长，相互挤靠在一起。肉眼观察时，白苔已经覆盖了整个舌面。在白厚苔覆盖之处，已不能透过舌苔观察舌质的颜色。

诊断意义：为里证。在外感病中，代表邪气入里。若外感病见白苔变厚迅速，或舌苔干燥，或舌边尖有大红点，为里热甚。内伤病见白厚苔，表示病在脏腑，为里证。常见于痰湿、食滞等证，也可见于误服补益或温补药物。

2. 黄苔

黄苔是一种异常的苔色。指舌苔的颜色为黄色，常见的有淡黄色、黄色、黄褐色等（见图129-130）。

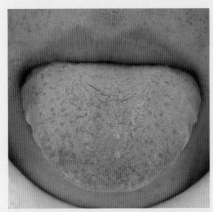

图127　白厚舌（色度值L*72；
a*10；b*9）

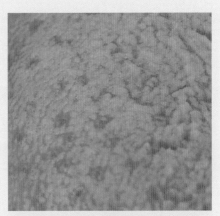

图128　白厚舌的局部放大：丝状乳头
增殖变长，相互挤靠在一起

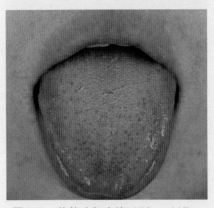

图129　黄苔（色度值L*59，a*17，
b*35）

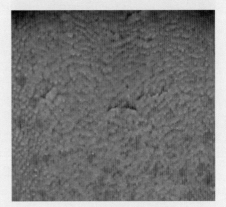

图130　黄苔的局部放大

（1）典型黄苔的色度值

　　舌苔从浅黄色到深黄色、黄褐色，颜色的跨度比较大。以往对舌苔变黄的过程有个比喻，即如同烤馒头，随着烘烤的时间，白色的馒头慢慢从浅黄色烤至焦黄色。这个比喻可以帮助我们理解黄苔的颜色变化过程。

　　在《察舌辨症新法》中，记录了"嫩黄色""牙黄色""黄而兼青灰""黄如粟米染着""黄如虎斑纹""如鸡子黄白相间染成"等多种黄苔的颜色特征。这是因为在热病中，当病情加重时，往往伴随着黄苔颜色的逐渐加深。治疗后，黄苔又会逐渐浅淡。因此，测量黄苔的色度值，对于判断热证的浅深和评估疗效，有着重要的价值。

　　典型黄苔的局部放大与色度值色块参见图131-138。

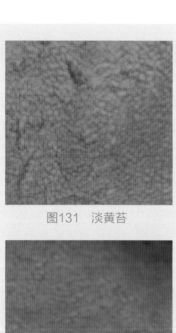

图131　淡黄苔

图132　淡黄苔的色块：L*65，a*16，b*16

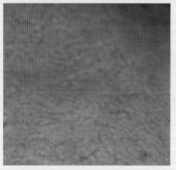

图133　黄苔1

图134　黄苔1的色块：L*62，a*18，b*20

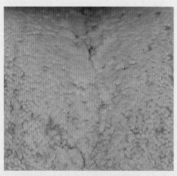

图135　黄苔2

图136　黄苔2的色块：L*68，a*9，b*29

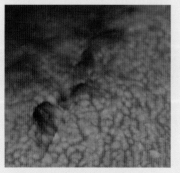

图137　黄褐苔

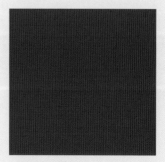

图138　黄褐苔的色块：L*32，a*18，b*18

（2）黄苔的临床诊断意义

黄苔主要见于热证，特别是里热证。

在外感病时，舌苔薄黄，是温病在表的表热证。感受寒邪、湿邪，若白苔转为黄苔，意味着邪气入里化热。舌苔越厚，意味着邪热入里越深。苔的黄色越深，意味着邪热越盛。

黄苔最常见于急性感染性疾病的发热期，特别是持续发热时。

内伤病见到黄苔，表明脏腑有热，是里热证。同样，淡黄色为热轻，深黄色为热重，黄褐色为热甚。现代的临床观察表明，消化系统的疾病最容易出现黄苔。

但黄苔有时也可见于寒证，若舌苔淡黄而湿滑，舌色淡白或青紫，舌体胖嫩，多为阳虚引起的水湿内停。

苔色变黄的机制尚不很清楚，一般认为形成黄苔的因素主要有：

黄苔时，口腔内的优势菌落，如灰黄菌落的比例增高；

黄苔的形成与体温升高有关，多见于急性感染性疾病；

疾病较重时常可见黄苔；

消化系统功能改变，或代谢失调，或排便困难时常可见黄苔；

抽烟者可见深黄色，或黄褐色的舌苔。

常见的异常黄苔有淡黄苔，黄苔，黄褐苔。

①淡黄苔

指舌苔呈淡黄色（又称为浅黄色）的舌象。淡黄苔从白苔演变而来，见于黄苔类舌象的初始阶段（见图139-140）。舌苔一般从舌中或舌根开始变黄。

诊断意义：外感病表邪入里化热的初期；内伤病的轻浅里（脏腑）热证。

②黄苔

指舌苔为黄色的舌象。黄苔时，一般舌苔变厚，往往与红舌同时出现（见图141-144）。

诊断意义：外感病时，见于伤寒的阳明病，温病的气分证。内伤病时，见于脏腑的里热证，以里实热证居多。

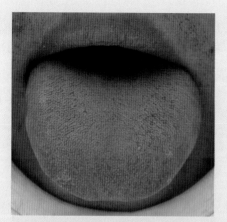

图139　淡黄苔，色度值（L*65，a*17，b*14）

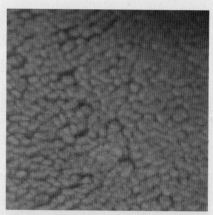

图140　淡黄苔的局部放大：可以看到在白苔的基础上，一部分舌苔变黄

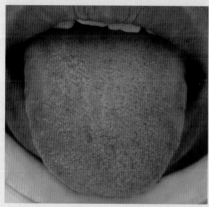

图141　黄苔1（色度值L*57，a*18，b*24）

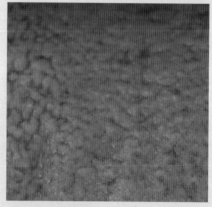

图142　黄苔的局部放大：丝状乳头之间的间隙变小，甚至连成片

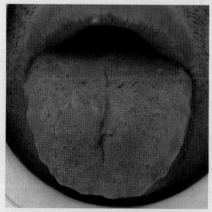

图143　黄苔2（色度值L*48，a*23，b*24）

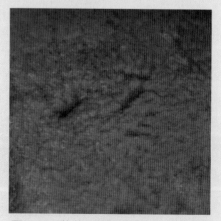

图144　黄苔2的局部放大：舌苔呈深黄色

③黄褐苔

指舌苔为焦黄色，或咖啡色的舌象。常与红绛舌并见（145–149）。

诊断意义：见于外感病和内伤病之里实热证的重症，多伴有腑气不通。

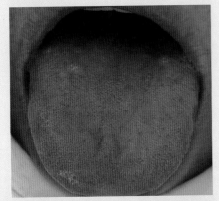

图145　黄褐苔1（色度值L*33，　　　　图146　黄褐苔1的局部放大
　　　　a*17，b*18）

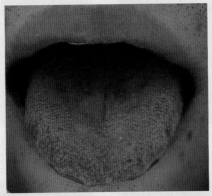

图147　黄褐苔2（色度值L*16，a*18，b*14）

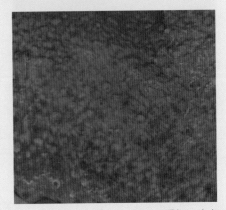

图148　黄褐苔2的局部放大　　图149　黄褐苔2的局部放大：舌质红，有红点

3. 灰黑苔

灰苔与黑苔是异常的苔色，指舌苔的颜色为灰色，即浅黑色或黑色。灰苔与黑苔在古代医籍中往往分而述之。因灰苔是黑苔的初期阶段，故在此合并之（见图150-153）

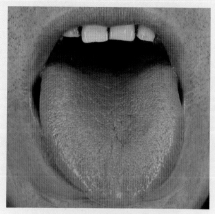

图150　灰苔（色度值L*45，a*11，b*8）

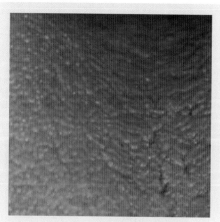

图151　灰苔的局部放大

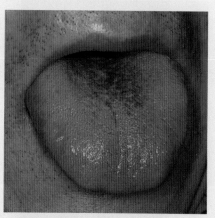

图152　黑苔（色度值L*20，a*13，b*8）

图153　黑苔的局部放大

（1）典型灰黑苔的色度值

灰苔与黑苔都有浓淡的不同。从白苔或淡黄苔发展而来的灰黑苔，颜色多较为浅淡。从黄苔或黄褐苔发展而来的黑苔，颜色多深浓。

典型灰苔的局部放大与色度值色块参见图154-161。

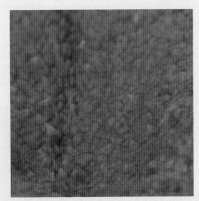

图154　灰苔1　　　　　　　　图155　灰苔1的色块：L*49，a*15，b*2

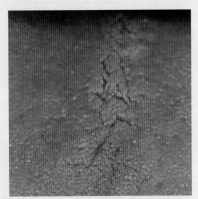

图156　灰苔2　　　　　　　　图157　灰苔2的色块：L*42，a*12，b*8

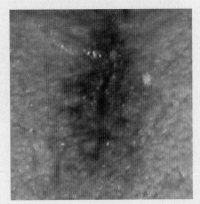

图158　黑苔1　　　　　　　　图159　黑苔1的色块：L*25，a*10，b*12

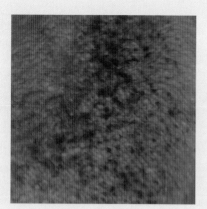
图160 黑苔2

图161 黑苔2的色块：L*18，a*11，b*8

（2）灰黑苔的临床诊断意义

灰黑苔既可以见于热证，也可以见于寒证。一般认为寒证的灰黑苔较热证的灰黑苔要浅淡，但灰黑苔的鉴别诊断不能仅仅依靠苔色来判断，还需要结合舌质以及舌体、舌苔的湿润度进行综合分析。若舌质红绛或绛紫，舌体瘦小，舌质与舌苔干燥少津，是为热甚；若舌质淡紫或青紫，舌体胖大，或有齿痕，舌质与舌苔湿滑，是为寒甚。

目前，在临床上也可见到一些患者，虽没有严重的热象或寒象，但也出现了灰黑苔。其中有部分患者为吸烟者，也有部分患者有上消化道的疾病。其发生灰黑苔的机制尚不完全清楚。

现代研究认为，形成灰黑苔的主要因素有：

炎症感染，以化脓性炎症感染最为多见；

发热、脱水。多见于较严重，或较长时间的发热；

长期应用多种广谱抗生素；

见于消化道功能紊乱，有腹胀、便秘、食欲不振、恶心等胃肠道症状的患者；

可见于中枢神经系统功能失调者；

可见于吸烟者。

常见的灰黑苔有灰苔，灰腻苔，黑燥苔，黑滑苔。

①灰苔

指舌苔呈浅黑色的舌象（见图162-164）。

诊断意义：外感病多为里热炽盛，特点为灰苔的同时可见舌苔干燥，舌体有裂纹；内伤病的灰苔可见于寒湿证，特点为舌苔浅灰，常与白苔相兼，苔湿润，病位常在脾胃。

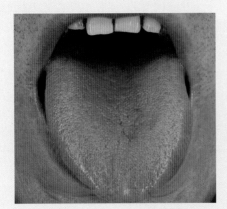

图162 灰苔1（色度值L*37，
a*14，b*16）

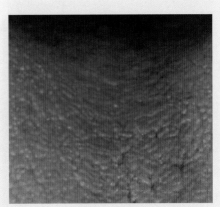

图163 灰苔的局部放大1：舌色偏
淡暗，舌苔湿润

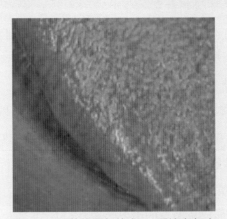

图164 灰苔的局部放大2：舌边有红点

②灰腻苔

指苔色灰，苔质厚腻的舌象。常与紫舌并见（见图165-166）。

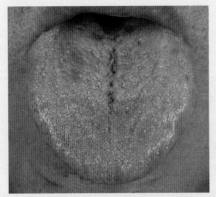

图165 灰腻苔（色度值L*45，a*4，
b*17）

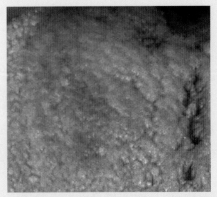

图166 灰腻苔的局部放大：舌色淡
紫，白苔与灰褐苔相兼，苔质厚腻

诊断意义：见于寒湿或痰湿内停。病位常在脾肾。

③黑燥苔

指苔色黑，苔质干燥的舌象。常与红绛舌并见（见图167-168）。

诊断意义：里热炽盛，津液干涸。常见于发热日久的病证。

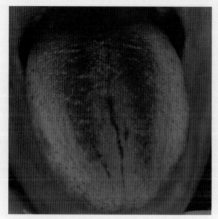

图167 黑燥苔（色度值L*12，a*9，b*9）

图168 黑燥苔的局部放大：舌苔焦黑，与黄褐苔相兼，舌苔因干燥出现裂纹

④黑滑苔

指苔色黑或淡黑，舌苔不干燥，甚至水滑的舌象。常与淡紫舌并见（见图169-170）。

诊断意义：阳虚内寒，痰饮内停。

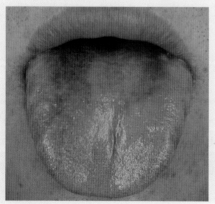
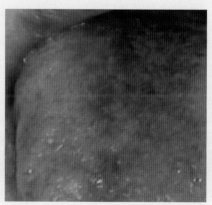

图169 黑滑苔（色度值L*25，a*15，b*17）

图170 黑滑苔的局部放大：舌苔黑而湿润，舌色淡紫，舌边有齿痕

第四章

苔质（丝状乳头）的诊断

中医古籍中所论述的舌苔的增厚、减少、剥脱，以及苔质的过于致密、疏松、干燥、水滑等，都与丝状乳头这一组织结构的变化相关。

一、正常的丝状乳头

与舌苔的形成最密切的组织结构是丝状乳头。丝状乳头末梢分化形成角化树，在角化树的空隙中有脱落的角化上皮、黏液、食物颗粒、细菌、真菌、渗出的细胞等，共同形成了人们平时所见的薄白舌苔。

中医所指的苔质变化，也多与丝状乳头相关。也就是说，苔质的多种变化，亦有着共同的结构基础——丝状乳头。

丝状乳头是舌背黏膜上的一种正常结构，古代医书中对它的描述是如"毫毛"的"白色软刺"。

舌背黏膜上虽然有4种不同的舌乳头，但以丝状乳头的数量最多。陈泽霖曾对正常人的舌乳头分布进行过调查，方法为：选择正常人，用舌印的方法，在舌边0.5cm直径的圆圈内，计算丝状乳头的数目，其平均数为52.2。也有人调查了1098人的舌印，丝状乳头型约占了3/4。[①]这说明：健康人中约有75%的人表现为丝状乳头的数量最多。

正常的丝状乳头排列分布均匀。丝状乳头高约1~3mm，直径约0.3~0.5 mm，形状细

---

① 陈泽霖，陈梅芳，《舌诊研究》（第二版），上海：上海科学技术出版社，1982年，第86~87页。

长如丝，略呈圆锥状。[①]将丝状乳头放大数十倍时，可见乳头的上皮突出，呈分支状，其顶端的角状丝一般高150 μm。乳头上皮浅层的扁平细胞轻度角化。丝状乳头总和起来，好似舌面上覆盖了一层半透明的白膜，即薄白苔。因此，中医舌诊观察到的正常薄白苔，其基础是丝状乳头的分布、形态、高度和湿润度在正常的范围内（图171-172）。

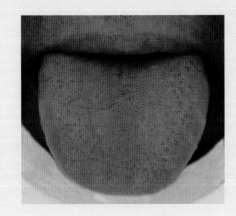

图171 薄白苔

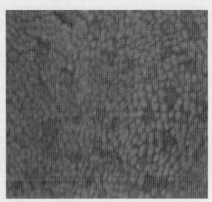

图172 薄白苔的局部放大：丝状乳头的大小适中、分布均匀；丝状乳头上皮浅层的扁平细胞呈轻度角化，故乳头的颜色不很白；在丝状乳头的间隙，可见到淡红色的舌质

丝状乳头的异常可概括为增殖性改变与退行性改变两大类。中医认为：无论是舌乳头的增殖性改变还是退行性改变，都不是舌的局部问题，而是整体健康状态在舌的表现。因此，因舌乳头的代谢异常而形成的舌苔改变，是解读身体的整体状态、辨证诊断，以及疗效评价的重要依据。

舌苔的增厚或减少，或分布不均匀，或舌苔过于致密，或疏松，或剥脱等，均属异常，以下分别进行介绍。

二、丝状乳头的增殖性改变

由丝状乳头过度增殖所导致的舌苔异常主要有厚苔和腻苔。

（一）厚苔

厚苔，指舌苔不同程度增厚的舌象。

---

① 靳士英主编，《舌下络脉诊法的基础与临床研究》，广州：广东科技出版社，1998年，第76页。

视觉观察时，随着舌苔的渐次增厚，舌质的颜色逐渐被遮盖，因此，可以根据舌苔对舌质遮盖的程度对苔厚进行分级评估。古代医生通过舌苔的"见底"与"不见底"，[①]对舌苔的厚度进行分类。完全不见底的舌苔为显著的厚苔。

舌苔增厚通常是从舌的中部开始，逐渐向舌的两侧和舌尖蔓延。

现代研究认为，形成厚苔的主要因素是：

上皮增殖加速，使丝状乳头延长，常见于体温升高等机体代谢增高时；

细胞退化过程延迟，从不完全角化细胞向完全角化细胞过渡的速度减慢；

角化细胞的脱落减慢，如饮食减少，舌的自洁作用受到影响时。

1. 舌苔增厚是个连续的过程

对苔厚分类的依据是临床实践。根据临床意义，中医把增厚的舌苔大体分为三类，也是递进的三级。第一级：描述为苔略厚；第二级：描述时只记录苔色，如白苔（或为苔白），黄苔（或为苔黄）、灰黑苔（或为苔灰黑）。此时，虽然没有对舌苔的厚度进行描述，但医生们心照不宣，知道这样记录的舌苔是明显增厚的；第三级：描述为厚苔，如白厚苔，黄厚苔等。

因此，厚苔的形成是个渐进的过程，丝状乳头角化细胞的异常增殖，导致乳头延长，宏观的视觉特征便是看到舌苔逐渐地变厚。

2. 厚苔的临床诊断意义

厚苔主要见于里证。舌苔不断地变厚的过程，即为邪气逐渐深入脏腑的过程。常见于急性疾病的进展期，或慢性疾病的缓慢发展期。

从正邪的角度看，厚苔主要见于邪气盛而正气不衰的阶段。

舌苔变厚源于丝状乳头的异常增殖，我们认为是机体在抵抗、消除致病因素时出现的以新陈代谢加快、功能亢进为特征的应激反应。

常见的厚苔种类有稍厚苔、厚苔、极厚苔。

（1）稍厚苔

指舌苔开始增厚，苔色多为白色，但也可以见到黄苔等异常苔色。舌苔的增厚多从舌的中部开始，逐渐向舌边、尖部位蔓延。

如果将舌苔的局部放大，可以看到丝状乳头之间的间隙变小，这是由于丝状乳头的角化细胞不能正常脱落所致（见图173–176）。

---

① 见底，指透过舌苔可以看到舌质的颜色；不见底，指舌苔覆盖了舌质，不能透过舌苔看到舌质的颜色。

诊断意义：外感病时，表示邪气开始由表向里传变。内伤病时，表示邪气初聚于脏腑。

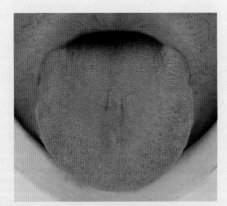

图173　稍厚的白苔1

图174　稍厚的白苔1的局部放大。可见丝状乳头的间隙变小

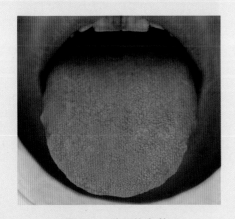

图175　稍厚的白苔2

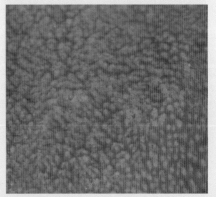

图176　稍厚的白苔2的局部放大。舌中部的丝状乳头延长、倒伏，致使舌苔的排列显得有些紊乱

（2）厚苔

指舌苔明显增厚，此时舌苔的颜色可有白苔、黄苔、灰黑苔等不同。在外感病中，厚苔多表现为黄白相兼苔，或者黄苔。但也可出现全舌铺满的白厚苔。内伤病时，厚苔中白苔的出现概率亦较大（见图177-182）。

厚苔多分布于舌中或舌根部。

诊断意义：邪气在里。外感病时，表示邪气已入里。苔色黄为里热证。短时间内舌苔变厚，即使苔色白，也为里热证。内伤病时，表示邪气停聚于脏腑，为里实证；苔黄厚，为里实热证。

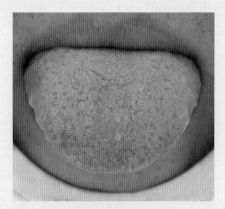

图177　白厚苔1

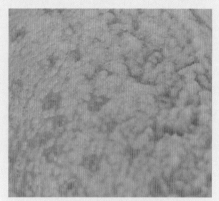

图178　白厚苔1的局部放大：可见丝状乳头的白点变大，密集地挤在一起，丝状乳头间的间隙几乎消失

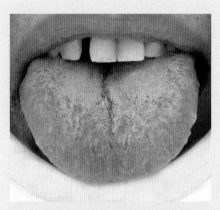

图179　白厚苔2

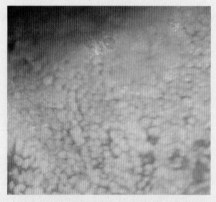

图180　白厚苔2的局部放大：增殖的丝状乳头交织在一起，舌根部的厚苔连接成片，已不能见底

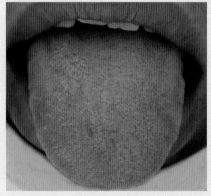

图181　黄苔

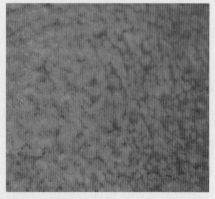

图182　黄苔的局部放大：丝状乳头增殖延长，舌中部的丝状乳头交织在一起

3）极厚苔

指全舌的舌苔显著增厚。极厚苔可以出现于各种苔色（见图183–184）。

增殖的丝状乳头连接成片。由于舌苔过厚，可出现苔的裂纹，此时可以透过舌苔的裂纹察看到舌质的颜色。

诊断意义：邪气深入脏腑，表示病情重。

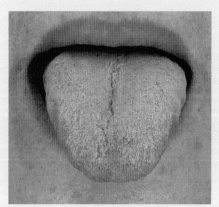 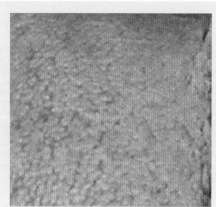

图183　黄厚苔　　　　　　图184　黄厚苔的局部放大：丝状乳头过度延长，相互交织；舌苔少津，使乳头颗粒看起来比较粗糙

3. 厚苔的数字图像诊断

近年来，随着机器视觉研究的深入，图像处理、模式识别和人工智能也进入到中医的人体生物特征识别领域。通过识别舌图像的纹理特征，可以对舌苔的厚薄进行定性分析，即可以通过计算机软件自动识别舌苔的厚与薄，同时，也在尝试对逐渐增厚的舌苔进行定量分析。

对舌苔厚薄的自动判断，主要基于纹理识别技术。

纹理是一种普遍存在的视觉现象，是物体结构的反应。一个纹理基元，可看作是一个具有一定的不变特性的视觉基元。纹理分析指通过一定的图像处理技术提取出纹理特征参数，从而获得纹理的定量或定性描述的处理过程。目前，纹理分析在医学领域，如X射线照片、细胞图像判读和处理方面已有着广泛的应用。

纹理分析方法可分为两大类：统计分析方法和结构分析方法。统计纹理分析寻找刻画纹理的数字特征，用这些特征或同时结合其他非纹理特征，对图像中的区域（而不是单个像素）进行分类；结构纹理分析研究组成纹理的基元和它们的排列规则。

对舌苔厚度的自动判别主要采用了小波纹理特征提取和灰度共生矩阵的方法，目前可以得到较准确的定性分析结果（图185–187）。

提高舌苔厚度定量分析的准确度，不仅仅有待于图像分析技术的提高，也有待于建立更为规范、标准的大样本量的舌图像数据库。

舌象照片：

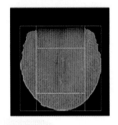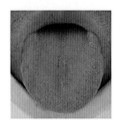

舌象信息输出：

舌色	局部特征		苔色	苔质				舌形			
	边尖红	瘀点瘀斑		厚薄	腻	腐	苔剥	胖瘦	齿痕	点刺	裂纹
舌暗红	无	无	苔白	薄	无	无	无	适中	有	有	有

图185　舌象仪对图173的舌苔厚度做出的定性判断

舌象照片：

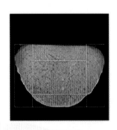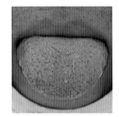

舌象信息输出：

舌色	局部特征		苔色	苔质				舌形			
	边尖红	瘀点瘀斑		厚薄	腻	腐	苔剥	胖瘦	齿痕	点刺	裂纹
舌暗红	有	无	苔白	厚	无	无	无	胖	有	无	无

图186　舌象仪对图177的舌苔厚度做出的定性判断

舌象照片：

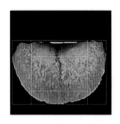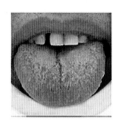

舌象信息输出：

舌色	局部特征		苔色	苔质				舌形			
	边尖红	瘀点瘀斑		厚薄	腻	腐	苔剥	胖瘦	齿痕	点刺	裂纹
舌暗红	有	无	苔白	厚	无	无	无	胖	有	无	有

图187　舌象仪对图179的舌苔厚度做出的定性判断

（二）腻苔

腻苔指舌苔不同程度的增厚，并湿滑黏垢的舌象。中医描述腻苔的特征为：舌苔的颗粒紧密胶粘，紧贴于舌质上，揩之不去，刮之不脱，古人形容好似"水调米粉涂布于舌上"，或如"蜡敷于舌上"。舌上有腻苔时，被苔覆盖的部分看不到舌质的颜色。

腻苔常见于舌中部的两侧，即舌面上的脾胃分区。

现代研究认为，形成腻苔的主要因素是：

棘层、颗粒层细胞内膜被颗粒增多，使角化细胞表面的黏性增加，在舌乳头表面、乳头之间及根基部容易粘附食物残屑、剥脱的角化细胞和各种渗出物；

厚腻苔时，丝状乳头明显增生，延长和倒伏，乳头相互交织、纠缠在一起，乳头间隙变小。

1.腻苔与厚苔的图像鉴别

腻苔与厚苔都是丝状乳头的增殖性改变，因此，两者的图像有相似之处。临床上也常可看到两种舌苔的相互转变，如厚苔转变为腻苔，特别是常可看到厚苔的某个局部出现了腻苔的特征。如图188主要是厚苔，虽然因舌苔变厚，丝状乳头拥挤在一起，但其颗粒状的图像结构依然可见。在此图上，用红线标注的局部，是厚苔的腻苔化。在图像上已看不到丝状乳头的颗粒，乳头已融合在一起，成为一块腻苔。

在热重于湿的病程中，腻苔也可因病邪的燥化而转变为厚苔。

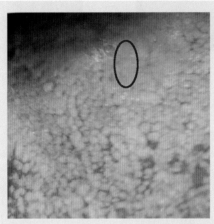

图188　白厚苔的局部出现腻苔，红圈内显示的是腻苔；厚苔时，可以看到每个丝状乳头的边界；腻苔时，丝状乳头融合成片，苔质滑腻

2. 腻苔的临床诊断意义

腻苔是诊断湿病、湿证的主要依据。

湿邪是有形的邪气，停于体内时，会阻遏阳气的运行，形成湿浊，痰饮，食积等病证。

感受湿邪时，无论邪气是从体表而入，还是自脏腑内生，都会影响脾胃气机的升降，伤损脾胃的功能。

中医所说的湿邪阻遏阳气，影响脾胃气机升降，我们认为可能是一种机体抵抗致病因素的亢进性应激反应受到压抑的状态。这一反应状态在白腻苔时表现的最为突出。

常见的腻苔有白腻苔、白厚腻苔、黄腻苔，黄厚腻苔。

（1）白腻苔

指舌苔增厚，并且看起来黏滑的白色舌苔。

白腻苔多分布在舌的中部或根部（见图189~190），也可以满布于舌面。一般来说，腻苔覆盖舌体的面积大，表示邪气弥漫，病势重。

白腻苔多表示邪气尚未化热。但外感病中若腻苔迅速满布舌面，往往提示邪气化热。若舌尖或舌边出现较多的红点，亦提示湿邪化热（图191-193）。

诊断意义：感受湿邪；饮食或湿浊停滞；中医脾胃病中多见此苔。

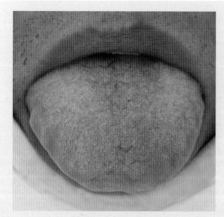

图189　白腻苔1

图190　白腻苔1的局部放大：局部有腻苔；舌苔湿润粘腻，舌面尚可见到黏稠的唾液

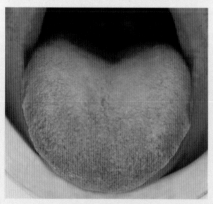

图191　白腻苔2

图192　白腻苔2的局部放大：腻苔比较均匀地分布于舌面，舌苔颗粒致密，几乎没有间隙地覆盖了舌质

（2）白厚腻苔

指舌苔显著增厚，并且看起来油滑，甚至垢秽的白色舌苔。白厚腻苔大多分布于舌的中部或根部。在白厚腻苔的周边，可有逐渐变薄的白腻苔存在，也可只见舌的局部出现厚腻苔。

诊断意义：舌质不向红色的方向转化的白厚腻苔，多属湿浊内踞，阳气被遏。若久病，可进一步导致寒湿瘀血，舌边、舌尖的菌状乳头偏黯，或呈棕褐色（见图194-196）。

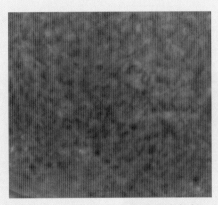

图193　白腻苔2的局部放大：舌尖的菌状乳头明显地充血，形成比较密集的红点

舌质向红色的方向转化的白厚腻苔，多属湿浊内踞日久化热，可见舌尖、舌边红或暗红。儿童可见于食积化热（见图197-199）。

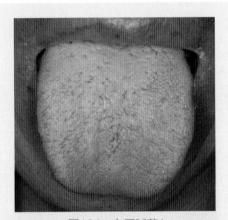

图194　白厚腻苔1

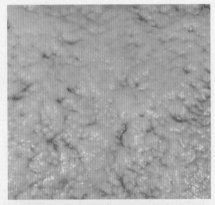

图195　白厚腻苔1的局部放大1：厚腻苔的苔质致密而油滑，堆砌、凸起于舌面

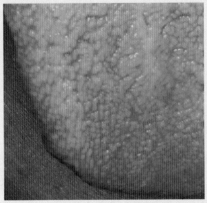

图196　白厚腻苔1的局部放大2：舌尖与舌边的舌色淡紫，舌尖部菌状乳头的颜色偏黯

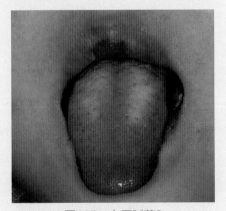

图197　白厚腻苔2

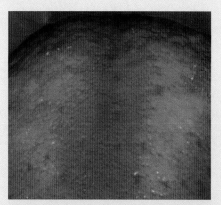

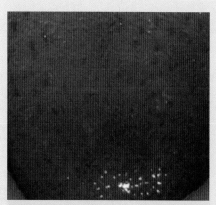

图198　白厚腻苔2的局部放大1：舌中的苔白厚腻，舌苔致密黏腻

图199　白厚腻苔2的局部放大2：舌的前部红而少苔，全舌可见散在的充血的菌状乳头

（3）黄腻苔

　　黄腻苔是从白腻苔变化而来。由于湿为阴邪，热化的速度往往较慢，便容易看到淡黄腻苔，多为舌中或根部淡黄，舌尖、舌边为白腻苔（见图200-204）。

　　诊断意义：诊断湿热病或湿热证。须结合舌质进行判断。舌尖红，舌上有散在的红点，即使舌苔的黄色很淡，亦多为湿热病（多见于外感病），或湿热证。

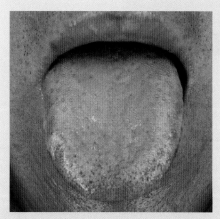

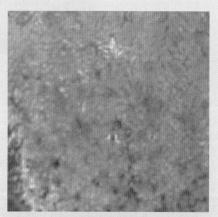

图200　黄腻苔1

图201　黄腻苔1的局部放大：舌中与舌根部的舌色淡黄；丝状乳头的间隙几乎消失，舌苔看起来油滑光亮；菌状乳头充血

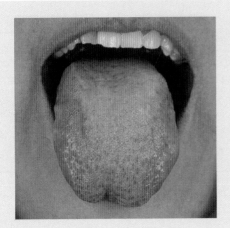

图202 黄腻苔2

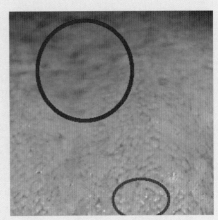

图203 黄腻苔2的局部放大1：舌根部（红圈标注处）苔黄腻。舌中部（蓝圈标注处）为正在向黄腻苔转化的黄苔

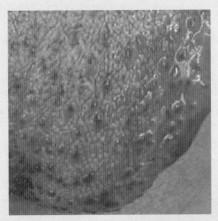

图204 黄腻苔2的局部放大2：舌尖、舌边有鲜红色的红点，为菌状乳头充血肿大

（4）黄厚腻苔

黄厚腻苔是由黄腻苔进一步发展而成。

黄厚腻苔多发生在舌根部或舌中部，舌苔致密、黏腻，甚至有黏液罩于舌面。舌苔可见淡黄、深黄、黄褐色等（见图205-206，208-209）。

黄厚腻苔的舌色可为红色、暗红色，甚至绛色、紫红色等，当舌色为深红色时，常可同时见到红点或瘀点（见图207，210）。

诊断意义：外感病多见于湿温病的热重于湿证。内伤病多为迁延日久的湿热证。参考舌色来判断湿热影响气血的情况。若舌色暗红，有深红色瘀点，为湿热瘀血。

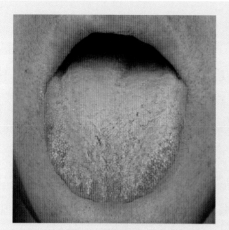

图205　黄厚腻苔1

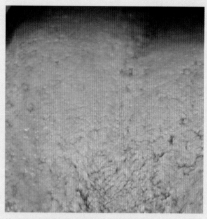

图206　黄厚腻苔1的局部放大1：舌中
与舌根部铺有致密而黏腻的黄厚苔

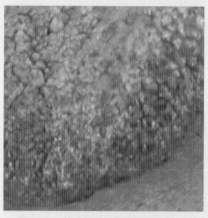

图207　黄厚腻苔1的局部放大2：
舌尖、舌边红，有密集的红点

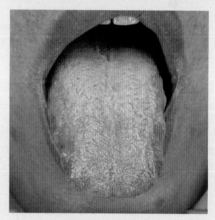

图208　黄厚腻苔2

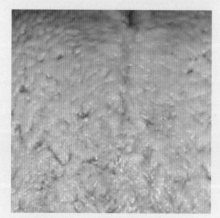

图209　黄厚腻苔2的局部放大1：
苔色浅黄，如将黏腻之物糊在舌面
上，有垢秽感

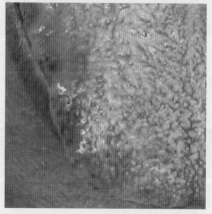

图210　黄腻苔2的局部放大2：舌边、
舌尖有较多的红点，舌尖可见暗红色的
瘀血点

（三）丝状乳头增殖性改变的动态观察

舌苔的动态改变称为"消长"。丝状乳头的增殖属于"长"的范畴，"长"指舌苔逐渐增厚，由薄到厚的过程，大体表示病情由轻到重。

丝状乳头的增殖性改变可以表现为厚苔和腻苔两种形式，机体的亢奋性反应强时，多表现为厚苔；机体的亢奋性反应不足时，可能表现为腻苔。中医把这种表现概括为热与湿的关系。因此，随着机体的反应性，即抗病能力的强弱变化，厚苔与腻苔可以相互转化。古人将此概括为邪气的燥化与湿化。病程中，可以湿从燥化，即腻苔转为厚苔；也可以热从湿化，即厚苔转为腻苔。期待今后运用数字舌图的技术，通过详细的舌图像记录与分析，揭示这一重要的丝状乳头变化的实质。

三、丝状乳头的退行性改变

由丝状乳头萎缩而导致的舌苔异常主要有少苔、无苔和腐苔。

（一）少苔

少苔，又叫作苔少，是舌苔减少的舌象，也就是舌苔比正常的薄苔还要薄。

视觉观察时，由于白色的舌苔减少，使得舌质的颜色更加裸露。但肉眼仍然可以清晰地看到一个个突起的丝状乳头。

舌苔减少刚刚发生时，菌状乳头多表现为增生。但如果少苔的情况持续得不到纠正，菌状乳头就反而会减少，甚至萎缩。

舌苔的减少通常从舌尖、舌边开始，但也可以因为病变部位的不同，从舌中部开始。

现代研究认为，形成少苔的主要因素[1]是：

上皮增殖减缓，丝状乳头顶端的角化丝变低（约为 $100\ \mu m$ ），使乳头变低矮，稀疏，甚至萎缩。

---

[1]　陈泽霖、陈梅芳，《舌诊研究》（第二版），上海：上海科学技术出版社，1982年，第70，107页。

丝状乳头表面附有角化不全的细胞，并有融合趋势。

口腔内唾液腺分泌减少（正常时每分钟1ml左右），使舌面的湿润度下降。

1.少苔有急与慢之分

舌苔的减少有短时间和较长时期之不同。所谓短时间，指发生在一两周之内的舌苔减少现象，多因急性病或者生活环境突然改变所致。而较长时期的舌苔减少则多延续三个月以上，甚至经年。较长的时期的舌苔减少，多发生在体质异常，或慢性疾病中，也见于老年人。临证时需结合其他诊法，特别是问诊进行鉴别诊断。

2.少苔的临床诊断意义

舌苔变少代表身体的营养物质减少，如津液、阴液、气血的不足，使舌苔失去了濡养。在舌诊理论中，对少苔的形成机制有一个形象的比喻，认为舌苔好比土地上生长的植物，当土地干涸时，植物便会枯萎。若机体，特别是脾胃的生气不足，舌苔便会变少。

从正邪的角度看，少苔主要见于邪气伤正，或正气受损的病症。

常见的少苔种类有舌红少苔、少苔红点舌、舌淡少苔。

（1）舌红少苔

指舌的边、尖红，甚至全舌红，舌苔过薄的舌象（见图210-215）。

舌色偏红，舌上津液少。一般丝状乳头的结构清楚，可以看到一个个凸起的颗粒，但颗粒不是正常的白色，而是与舌质颜色接近的粉红色或红色。舌尖多可见红点，为充血的菌状乳头。

诊断意义：若舌边尖的舌苔变少，外感病为感受温热邪气或燥邪的初期。内伤病常见于患病时间较短的五志化火之证候。多提示津液受损（见图211-212）。

当全舌红而少苔时，可见到舌的局部（常见于舌边、尖或舌中）向无苔的方向发展，表现为丝状乳头和菌状乳头萎缩，使这部分舌体看起来有平滑感（见图213-216）。在外感病中代表营阴受伤，正气开始溃退。在内伤病中表示阴液亏损，正气耗伤。

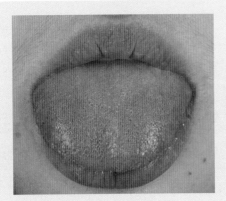

图211　舌红少苔1

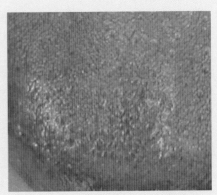

图212　舌红少苔1的局部放大：舌边、尖的舌苔变薄，可见丝状乳头的颗粒清晰，但白色颗粒变成与舌质接近的粉红色；舌尖可见红点，为菌状乳头充血变红

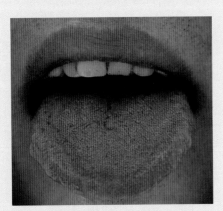

图213　舌红少苔2

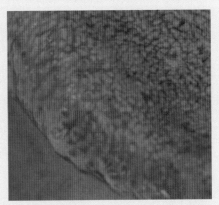

图214　舌红少苔2的局部放大：全舌少苔，舌面出现小的裂纹，部分丝状乳头体积增加；菌状乳头充血肿大

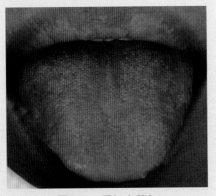

图215　舌红少苔3

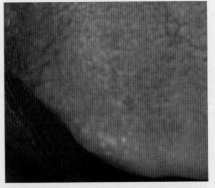

图216　舌红少苔3的局部放大：舌边、尖部的丝状乳头萎缩，并逐渐向舌中部发展；舌尖的菌状乳头萎缩，使舌边、尖的舌乳头整体低矮平坦

（2）少苔舌红点

指舌苔少，舌上有明显的红点的舌象（图217-218）。

这种舌象的突出表现是丝状乳头萎缩，舌质看起来有些娇嫩，但舌尖、舌边，甚至全舌有红点分布。红点可颜色鲜红，也可颜色暗红。

诊断意义：为阴虚有热。在外感病中，多见于阴虚体质之人感受温邪，易逆传心包。在内伤病中，多见于阴虚之人复现内热，病情容易陷入重症。

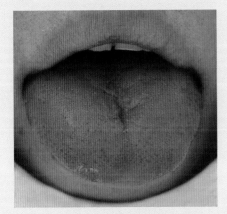

图217　少苔红点舌

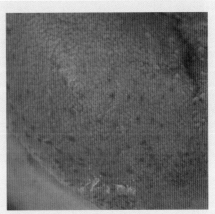

图218　少苔红点舌的局部放大：舌质偏嫩，舌苔少；舌边、尖有红点，色鲜红，舌中有裂纹

（3）舌淡少苔

指舌色淡白，或淡紫，舌苔过薄的舌象（见图219-222）。舌色淡白少血色，丝状乳头低矮。菌状乳头亦低平，或萎缩，颜色浅淡。

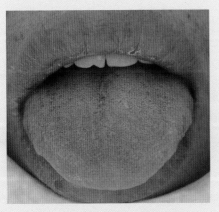

图219　舌淡少苔1

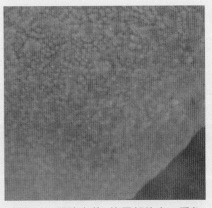

图220　舌淡少苔1的局部放大：舌色淡白，丝状乳头低平，大小不一；菌状乳头的体积变小，有萎缩的趋势

诊断意义：气血虚弱，或阳气不足。从脏腑角度而言，多见于脾气虚弱，或脾肾虚弱。

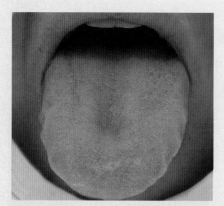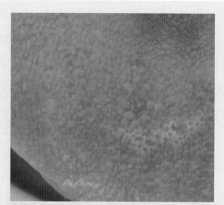

图221　舌淡少苔2　　　　　图222　舌淡少苔2的局部放大：舌色
淡白，丝状乳头低平；菌状乳头萎缩，
血色浅淡

（二）无苔

无苔，是舌面上几乎看不到舌苔，舌质娇嫩平滑的舌象。

无苔由少苔进一步发展而成。中医认为见于重病。

现代研究认为，形成无苔的主要因素是：

黏膜上皮萎缩变薄，真皮乳头非常接近表面；舌背黏膜乳头不明显，因此变得较为平整；

丝状乳头萎缩或消失，角化树短小，角化多不完全；

菌状乳头萎缩，表面角化现象减少。

1.无苔时需细察舌质

无苔见于重病，中医舌诊理论认为：舌质诊五脏，舌苔查六腑。因此，尽管舌苔的诊察十分重要，但在危重病症时，主要是依据舌质来进行辨证。

无苔时较多见的舌色是红绛舌，舌质看起来光滑柔嫩，好似湿润，在灯光下舌侧常有反光的湿润假象，但实际上舌面干燥无津，故古人多用布擦拭舌面，来验证是干燥抑或湿润。

2.无苔的临床诊断意义

无苔表示正气受到严重的损伤，可见于阴竭、气血衰败，阳气衰微等。

从正邪角度看，无苔见于正气溃败的病症。

常见的无苔种类有红绛无苔舌、淡白无苔舌。

（1）红绛无苔

指全舌红绛，舌苔全无的舌象（图223-224）。

红绛无苔舌时，舌面的丝状乳头和菌状乳头几乎消失，舌质的颜色裸露出来，古人称之为舌色暴露。舌面看似光洁平滑，湿润娇嫩，故又称为"镜面舌"。但若将舌图像放大观察，可以看到萎缩的舌乳头的状态。因此，通过放大的图像，可以更准确地观察舌乳头退化的具体情况。

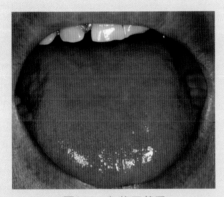

图223　红绛无苔舌　　　图224　红绛无苔舌的局部放大：可见丝状乳头和菌状乳头低矮或平坦，示舌乳头萎缩

无苔舌往往看起来湿润，但以纱布擦拭，便可看到细碎的裂纹，舌面实际上干燥少津。

红绛无苔舌的进一步发展是绛紫无苔舌（图225-226）。舌色绛紫，舌边、舌尖常可看到瘀点、瘀丝或瘀斑。

诊断意义：在外感病中，为热邪久羁，阴液耗极于内。若舌上少裂纹，舌体不干枯，病重尚可急救阴津。若舌体干瘪，舌中萎陷成凹，为病危。

内伤病的红绛无苔舌多有裂纹，舌色红绛者为病重。若舌质绛紫，为病危。

（2）淡白无苔舌

指全舌淡白，舌苔全无的舌象（图227-228）。舌背黏膜的丝状乳头萎缩，菌状乳头可表现为红点或瘀点，但也可一并萎缩。

诊断意义：主要见于内伤病，气血亏损，或阳气虚弱。如果出现红点和瘀点，常为气虚或阳虚无力推动气虚运行所致。

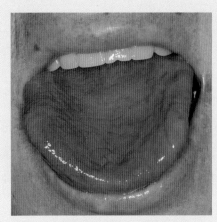

图225　绛紫无苔舌

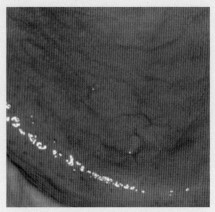

图226　绛紫无苔舌的局部放大：舌色绛紫，舌面的丝状乳头和菌状乳头萎缩；舌上出现明显的瘀血表现

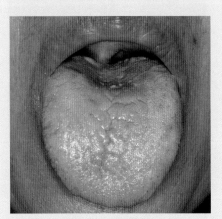

图227　淡白无苔舌

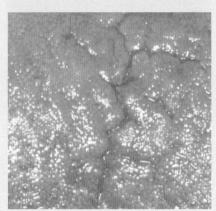

图228　淡白无苔舌的局部放大：舌色淡白，舌面的丝状乳头萎缩，以舌中表现的突出

（三）腐苔

　　腐苔是厚苔的一种，特征是苔厚而颗粒粗大疏松，严重时状似豆腐渣堆砌于舌面，古人描述的腐苔多为黄色。苔易脱落，可被刮脱。

　　笔者认为腐苔是丝状乳头过度增殖后，转向萎缩（可能是一时性的，也可能是持续性的）时表现出的舌象。因丝状乳头萎缩，厚苔才会从板结状转化为疏松状，形成腐苔。苔质疏松到一定程度后，会从舌面上剥脱。腐苔剥脱之处，可看到萎缩的丝状乳头，即一个个低矮平坦的小红粒。小红粒有两个转归，或在红粒上长出新的白苔；或小红粒继续萎缩，最终成镜面舌。

　　腐苔多发生在温病和温疫。古人在总结温病的舌象变化规律时说：气分证的舌象是舌红苔黄，营、血分证的舌象是舌红绛少苔，或无苔。那么舌红苔黄是如何转变为少苔、无苔的？

　　综合古人对腐苔的描述，当诠释为：腐苔是判断温病证候之转折点的舌象。

　　气分证时，随着舌苔的增厚，丝状乳头之间的缝隙越来越小，使苔质看起来越来越紧致。当黄厚苔的丝状乳头颗粒从紧致转为疏松时，意味着丝状乳头从过度增殖开始转向了退行性变。

　　由于丝状乳头启动了萎缩过程，舌苔开始疏松，并从最疏松的部位开始剥脱。剥脱之处，露出红色的舌质。此时，在舌黏膜上，可看到萎缩的丝状乳头呈红色颗粒状。若正气不衰，厚腐苔剥脱后，丝状乳头开始了新一轮的增生，于是可以看到新的薄白苔慢慢生成。中医认为，这是正气恢复，邪气退尽的佳兆。[①]

　　若腐苔剥脱后，没有薄白的新苔生出，露出的红色舌质上布满略浅于舌质颜色的颗粒状丝状乳头，舌诊术语称为舌红绛少苔。

　　若丝状乳头进一步萎缩，舌上的红色颗粒便慢慢消失，发展为红绛无苔的镜面舌。是正气衰败的噩兆。

1. 腐苔的临床诊断意义

　　古人说：厚腐之苔无寒证。腐苔多见于外感病，是诊断里热重证的依据，也有认为是应用下法的依据。若应用下法后，腐苔剥脱，新苔生成，表示邪气消退。若腐苔剥脱后，新苔不生，甚至形成光剥苔，是温邪深入营血的标志。

　　内伤病中，腐苔亦可见于里热重证，多发生于发热性疾病，常伴有气阴亏虚和瘀热。

　　常见的腐苔种类有厚腐苔，少苔型腐苔，无苔型腐苔。

（1）厚腐苔

　　厚腐苔，指厚苔开始向腐苔发展的舌象。

　　厚腐苔是腐苔形成的第一个阶段。此时，比较紧致的厚苔逐渐转化为颗粒

---

　　① 《医原》描述说：风寒风温，……渐次传里，与胃腑糟粕相为搏结，苔方由薄而厚，由白而黄而黑而燥，其象皆板滞不宣。迫下后，苔始化腐。腐者，宣松而不板实之象。由腐而退，渐生浮薄新苔一层，乃为病邪解尽。

疏松粗大的厚苔（见图229），舌苔有的部位为厚苔，但有的部位已经开始出现缝隙，表现为颗粒粗大，还有一些地方出现苔的裂纹，甚至舌苔开始退化，隐约露出舌质（见图230）。

（2）少苔型腐苔

少苔型腐苔，指剥脱部位的丝状乳头尚有根的舌象。

少苔型腐苔的剥脱速度不是很快，剥脱后的丝状乳头呈现少苔状态，即丝状乳头上可见很薄的白色舌苔（见图231-232）。

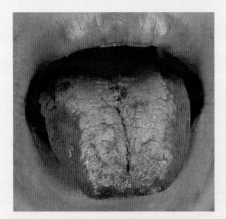

图229　厚腐苔

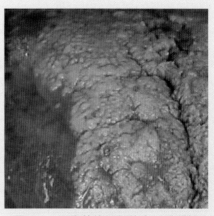

图230　厚腐苔的局部放大：舌质红绛，舌边无苔；舌苔的颗粒粗大，堆砌于舌上，局部已有要剥脱的迹象

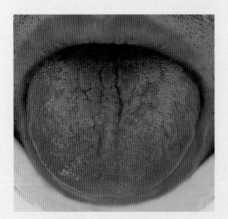

图231　少苔型腐苔

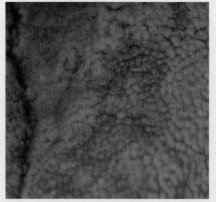

图232　少苔型腐苔的局部放大：厚苔出现局部的剥脱，剥脱之处呈现少苔的状态，即丝状乳头上的角化层过薄

（3）无苔型腐苔

无苔型腐苔，指剥脱部位的丝状乳头无根的舌象。

无苔型腐苔的厚苔多在较短的时间内剥脱，剥脱后的丝状乳头呈现无苔状态，即丝状乳头平坦，甚至消失。残留的舌苔松散，多呈豆腐渣样。舌质的颜色往往偏暗，为红绛色或绛紫色（见图233-234）[1]。无苔型腐苔很容易被刮脱，苔刮去后没有新生舌苔生长。

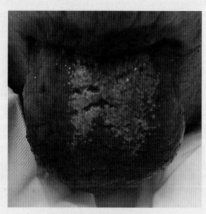 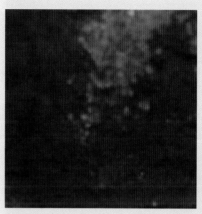

图233 无苔型腐苔　　图234 无苔型腐苔的局部放大：舌中与舌根部有厚腐苔，舌苔呈豆腐渣样松散；舌苔剥脱处没有丝状乳头生长，呈镜面舌

2. 腐苔与厚腻苔的图像鉴别

古人通常把腐苔和厚腻苔放在一起做鉴别，原因在于腐苔和厚腻苔有共同之处，就是舌苔厚而垢。厚腻苔和腐苔都可以出现舌苔堆积于舌面的现象，所不同的是，腻苔是有根的舌苔，即丝状乳头仍处于增生的状态，如果刮舌苔，舌苔不易被刮脱；而腐苔的苔之根受伤了，即丝状乳头已处于萎缩的状态，因此，舌苔可发生自行的脱落，也很容易被刮脱。

以下为腐苔和厚腻苔的图像鉴别：

厚腻苔的图像特征：舌苔厚，但透过舌苔裂隙，可以看到舌苔根植于舌体（见图235-240）。

腐苔的图像特征：舌苔厚，透过舌苔裂隙观察，感觉舌苔没有根，有要剥脱的倾向（见图241-244）。

---

[1] 图233-234，引自池玉燕医生在世界中医药联合会舌象研究专委会会员群中发布的微信图片。

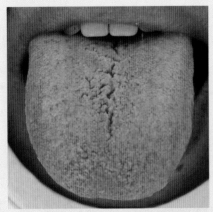

图235　厚腻苔1的图像特征

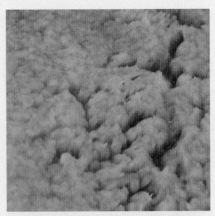

图236　厚腻苔1的局部放大：丝状乳头根植于舌质，好像从舌体中生长出来，与舌质连为一体

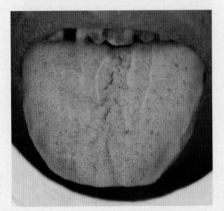

图237　厚腻苔2的图像特征

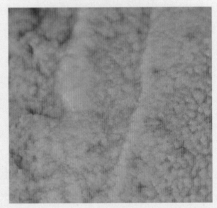

图238　厚腻苔2的局部放大：舌苔满布，舌苔黏腻之处，丝状乳头融合在一起；刮之舌苔并不剥脱，看不见舌底

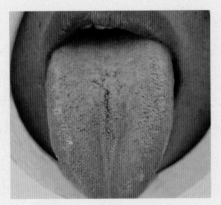

图239　厚腻苔3的图像特征

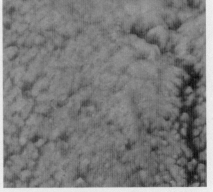

图240　厚腻苔3的局部放大：舌苔致密，苔裂之处可见丝状乳头与舌质连接紧密

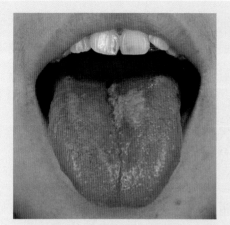

图241　腐苔1的图像特征

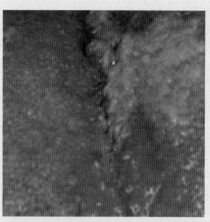

图242　腐苔1的局部放大：舌质红，舌根有厚苔；舌苔有剥脱，舌苔剥脱之处可见丝状乳头的红粒，红粒上有十分薄的白苔，具有少苔型腐苔的特征；亦可见舌中的局部有丝状乳头的消失，具有无苔型腐苔的特征

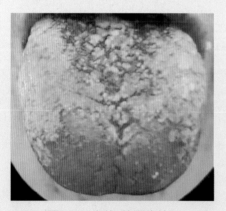

图243　腐苔2的图像特征

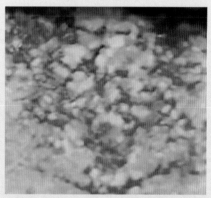

图244　腐苔2的局部放大：舌苔分布不均匀，在厚苔之中，有局部的舌苔脱落。舌苔将要脱落的部分表现为颗粒粗大松散。舌尖部的舌苔已经基本脱落，丝状乳头与菌状乳头均萎缩，仍可见少数残留的白苔颗粒

（四）丝状乳头退行性改变的动态观察

舌苔的厚薄代表着细胞代谢的两大类型，即增生和萎缩。需要注意的是，增生和萎缩的变化不是绝对的，可以相互转化，并且在转化的过程中，常常出现你中有我，我中有你的状态，即增殖与萎缩的变化同时出现。舌苔变化的总趋势，取决于正邪相争的胜负。

舌苔从薄变厚，体现的是细胞的增生性反应。中医认为，这一变化表示侵入身体的邪气由浅表入深里，正气虽然处于退守，但正气不衰，正邪相争越来越激烈。如果舌苔从厚变薄，是正胜邪退。但若舌苔从厚变少，则意味着正气受伤，需要时日进行康复；舌苔从少变无，意味着正气衰败。

四、丝状乳头的结构诊察——根

根，原本是一个植物学名词，一般指植物在地下的部位。植物的根具有固持植物体，吸收、储藏养分的作用。

中医借用"根"来说明舌苔与舌质的关系。周学海说："根者，舌苔与舌质之交际也。"[①] 即舌苔的"根"，指的是丝状乳头的凸起与舌体紧密相连的部分，是中医对舌苔的生发能力，或者进一步说，是对人体的生命力的认识。中医认为"有胃气则生，无胃气则死"，根是对脾胃之气的盛衰与存亡的判定。

舌苔的根有两种形态，即有根与无根，用以描述丝状乳头的生发状态。

（一）有根苔

有根苔，指舌苔紧贴舌面，似从舌里生出。周学海说："至于苔之有根者，其薄苔必匀匀铺开，紧贴舌面之上。"有根苔又叫作真苔。

1. 有根苔的诊察要点

（1）有根苔的识别

①舌苔紧贴于舌。观察舌苔与舌质的交界处，好似从舌质上生长出来。

②舌苔刮之不去。即用刮舌板来刮舌苔，舌上的白色毫毛不被刮脱。

（2）有根苔的表现形式

①一般为分布于全舌的舌苔。

②如果有局部的舌苔剥脱，可以看到舌苔剥脱处有凸起的小红粒。

③如果见于厚苔，在厚苔的周围有薄苔包绕。

周学海说："其厚苔必四围有薄苔辅之，亦紧贴舌上，似从舌里生出，方为有根。"

---

① （清）周学海，《形色外诊简摩》，引自郑洪新、李敬林、胡国臣 编，《明清名医全书大成：周学海医学全书》，北京：中国中医药出版社，1999年，第375-376页。

有根苔表明丝状乳头处于正常的增殖状态，或过度的增生状态。

2. 有根苔的诊断意义

有根苔是正常舌苔的重要特征，表示有胃气。

患病时，有根薄苔是有胃气，正气充盛的表现。苔厚有根，象征着邪气盛，但正气不衰。

常见的有根苔有厚薄之分。

（1）有根薄苔

指舌苔薄，刮之不脱，如从舌本上长出的舌象（见图245-246）。

舌苔分布多均匀。将舌苔的局部放大，可以看到舌苔与舌质连接紧密，好似从舌质上生长出来。

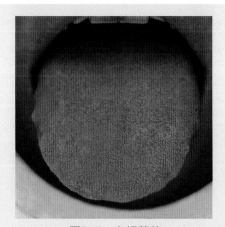 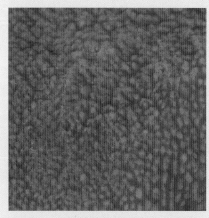

图245　有根薄苔　　　　图246　有根薄苔的局部放大：丝状乳头看起来有生长的张力感

（2）有根厚苔

指舌苔厚，刮之不脱，如从舌本上长出的舌象。

舌苔满布舌体，舌中和舌根部厚，舌边尖薄。舌苔紧致，刮之不去（见图247-248）。

（二）无根苔

无根苔，指一种如浮涂于舌上，不像从舌上长出来的舌苔（见图249-252）。周学海说："若厚苔一片，四围洁净如截，颇似别以一物涂在舌上，不是舌上所自生者，是无根也。"无根苔又叫作假苔。

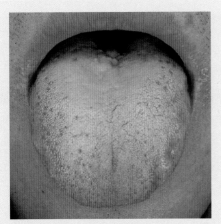

图247　有根厚苔

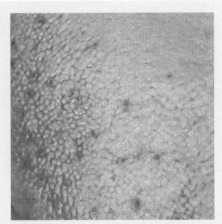

图248　有根厚苔的局部放大：厚苔紧致，舌边薄苔之处，刮之不脱

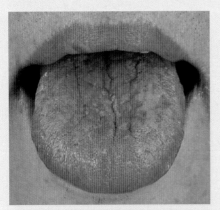

图249　无根苔1

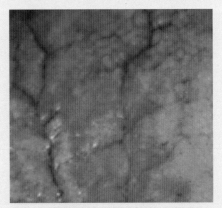

图250　无根苔1的局部放大：舌苔剥脱处的丝状乳头萎缩，使舌面看起来平滑

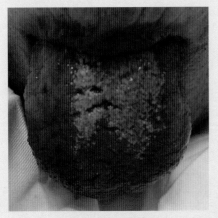

图251　无根苔2

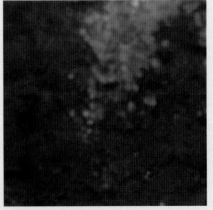

图252　无根苔2的局部放大：舌中、舌根有厚苔，厚苔的周围洁净无苔，无苔处看不到丝状乳头的凸起

1. 无根苔的诊察要点：

（1）无根苔的识别

①舌苔浮堆于舌面。

②舌苔刮之即去。即用刮舌板来刮舌苔，舌苔很容易被刮脱。

（2）无根苔的表现形式

①局部有厚苔。

②厚苔周围的舌质光滑洁净。

无根苔表明丝状乳头处于极度的萎缩状态。

2. 无根苔的诊断意义

无根苔意味着胃气衰败，提示病情危重。无根苔的舌质多为红绛色，或绛紫色，为阴液大伤。

无根苔自行剥脱，或用刮舌板刮掉舌苔后，可见舌苔剥脱出的舌黏膜平滑，丝状乳头低平甚至消失。

五、丝状乳头的分布状态诊察

丝状乳头的分布状态是判断其正常与否的另一个重要指征。

丝状乳头的正常分布状态是：丝状乳头覆盖整个舌面（舌背黏膜）的前 2/3，乳头大体排列成行，与界沟基本平行，从中线向舌体的两侧分布，直达舌侧和舌尖。肉眼看起来，舌中部和根部的舌苔略厚于舌尖和舌侧，苔之厚薄的过渡平缓而均匀。

丝状乳头的分布状态可分为全、偏、花剥、全剥、不匀，还有在第三章中已论述过的致密、疏松等。除了一定范围内的"全"以外，其他的分布状态均可见于疾病中。

（一）全苔

全苔，在古籍中称为"全"，与"偏"作为一对相互比较的概念来论述。

全，指舌苔布满整个舌面。可有正常与异常之分。

1. 正常的全苔

正常的全苔，指均匀的分布于舌的前2/3，舌中、根部略厚，舌边、尖薄的舌苔（见图253-254）。

诊断意义：正常的全苔表示胃气健旺。

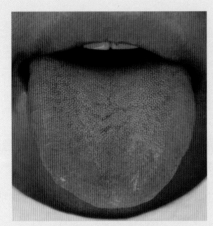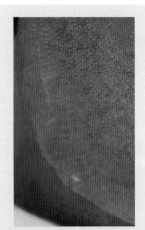

图253　正常的全苔　　　　　　图254　正常全苔的局部放大：
舌边、尖的舌苔逐渐变薄变少

2. 异常的全苔

异常的全苔，指舌面满布舌苔。所谓满布，即舌的边尖部位也覆盖有明显，甚至较厚的舌苔。

诊断意义：代表邪气盛。异常的全苔出现于外感病时，表示温邪盛，病情往往发展迅速。如吴又可的《瘟疫论》中提到的邪在膜原的积粉苔。[1]若出现于内伤病时，表示湿邪盛，滞留于脾胃或脾肾，如曹炳章的《辨舌指南》中提到的"痰湿滞中"。[2]

外感病中的全苔舌，舌苔多为白色，舌质偏红，舌苔偏干，标志着邪热重。此时全苔的发生，是因舌边、尖也出现了丝状乳头增殖延长的现象（见图255-256）。

内伤病的全苔舌，舌苔多厚而湿润，舌质可偏暗偏紫，这是湿为阴邪，湿阻脉道，影响气血的运行所致（见图257-260）。

---

[1]　（明）吴又可原著，浙江省中医研究所评注，《瘟疫论评注》，北京：人民卫生出版社，1985年，第19-20页。"温疫初起……感之重者，舌上苔如积粉，满布无隙。"

[2]　曹炳章，《辨舌指南》，天津：天津科学技术出版社，2005年，第65页。"全者，苔铺满也，为痰湿滞中。"

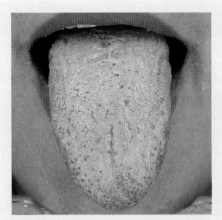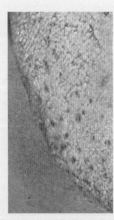

图255 异常全苔1

图256 异常全苔1的局部放大：舌边、舌尖的丝状乳头异常增殖，构成白苔满布的异常全苔舌

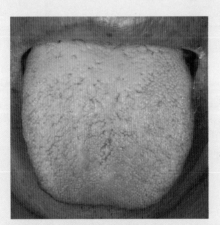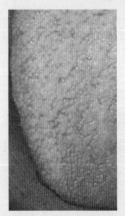

图257 异常全苔2

图258 异常全苔2的局部放大：舌边、舌尖也满布白苔

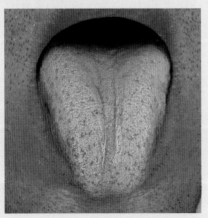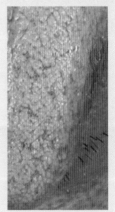

图259 异常全苔3

图260 异常全苔3的局部放大：白苔覆盖了整个舌面

（二）偏苔

偏苔是异常舌象，指舌苔只占舌面的一部分，异常的舌苔可出现于左侧或右侧，也可以在舌尖或舌根的部分。表现形式也有两种：一种是有苔与无苔之偏；一种是一侧的苔质异常，比如一侧的苔滑腻等。

诊断意义：最常见的偏苔为一侧的舌苔薄或少，或在左侧，或在右侧，也有自舌尖至舌中苔少者。

见到偏苔时，当先查苔薄或少是否因牙齿缺损，使用一侧咀嚼进食所致。

古人对偏苔有一定的观察和认识。《辨舌指南》中总结到："偏者，其苔半布也，也有偏内、偏外、偏左、偏右之分。凡偏外者，外有苔而内无也，邪虽入里而犹未深也，而胃气先匮；偏内者，内有苔而外无也。里邪虽减，胃滞依然。而肠积尚存，及素有痰饮者，亦多此苔。偏左滑苔，为脏结证，邪并入脏，最为难治。偏右滑苔，为病在肌肉，为邪在半表半里。"可供参考。

要之，舌苔少表示胃之气阴伤损；舌苔厚表示邪气内盛。

《敖氏伤寒金镜录》记录了邪气在半表半里时的偏苔，是一种苔质异常的白滑苔（见图261）。

古代的医生认为：外感病时，白苔偏于右侧，是邪气在半表半里的。因有外邪，右侧的舌苔增厚；因有里热，左侧的舌苔少津（见图262~263）。

内伤病中舌体偏歪，亦有舌苔一边厚一边薄的现象，可见于中风病（见图264~265）。

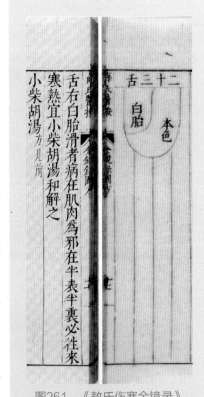

图261　《敖氏伤寒金镜录》（1341年）第二十三舌所记录的右侧偏苔

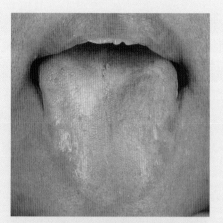

图262 右侧的偏苔

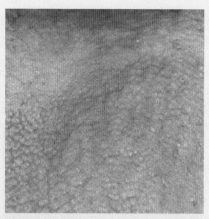

图263 右侧偏苔的局部放大：右侧有
白黄色的厚苔；左侧的舌苔少，露出了
淡红色的舌质

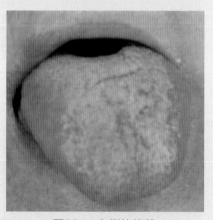

图264 左侧的偏苔

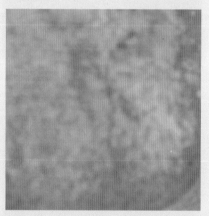

图265 左侧偏苔的局部放大：左侧
有厚苔，右侧苔少，舌边的丝状乳头
呈萎缩状

（三）剥苔

剥苔指舌苔发生脱落的舌象，中医有全剥苔与花剥苔之分。虽然从表面上看，全剥苔与花剥苔是舌苔剥脱范围的大小，但实际两种剥苔的发病机制并不相同。

1. 全剥苔

全剥苔指舌苔完全剥脱，舌面如镜面样光滑的舌象，又称为镜面舌。

形成全剥苔的主要因素是：丝状乳头萎缩；菌状乳头多亦发生萎缩。

诊断意义：全剥苔有从薄苔、少苔发展而来者，有从厚苔退去而来者。

　　从薄苔、少苔发展而来者，常见舌质淡白或淡紫而暗，多为气血虚弱，或阳气虚衰，因虚致瘀。亦可见于高龄老年（见图266-267）。

　　由厚苔剥脱而来者，常见舌质红绛或绛紫，多为热伤脏腑，阴液枯竭（见图268-269）。

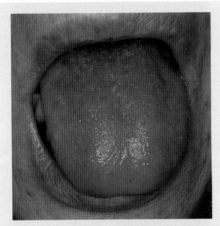

图266　全剥苔1

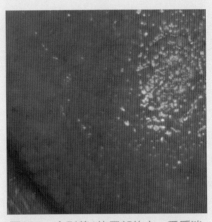

图267　全剥苔1的局部放大：舌质淡紫而暗；丝状乳头萎缩，舌苔几乎光部剥脱，仅舌根处有少量舌苔

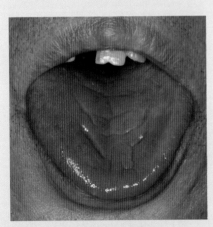

图268　全剥苔2

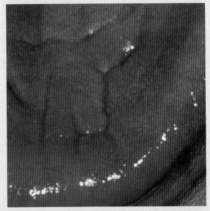

图269　全剥苔2的局部放大；舌质红，舌上有裂纹；舌中、舌尖的丝状乳头和菌状乳头都萎缩低平

2. 花剥苔

　　花剥苔指舌苔有局部剥脱的舌象，又称为地图舌。

　　形成光花剥苔的主要因素有：丝状乳头局限性萎缩；菌状乳头多不发生萎缩。

诊断意义：厚苔剥脱过程中出现局部的舌苔剥脱，常发生于里热证的转折时期，若经治疗后，厚苔局部发生剥脱，剥脱之处的丝状乳头虽然低矮、平坦，但能生出新的白苔，为治疗有效，里热证得到缓解。

局部的舌苔剥脱后，剥脱处的丝状乳头没有新生的活力，为脾胃之气虚弱，或胃阴不足（见图270-271）。

舌上多处出现舌苔剥脱，剥脱处形态各异，形似地图。剥脱处的丝状乳头颗粒多清晰可见，颜色红。剥苔的边缘可隆起（见图272-273）。

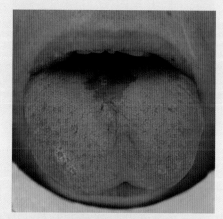

图270　花剥苔1

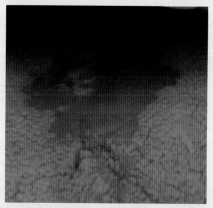

图271　花剥苔1的局部放大：舌中偏后部的舌苔剥脱；舌苔剥脱处光滑，看不到新生的丝状乳头

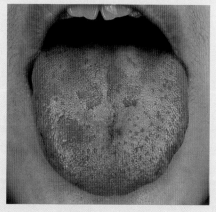

图272　花剥苔2

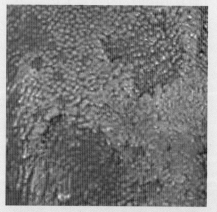

图273　花剥苔2的局部放大：有多处的舌苔剥脱；苔剥之处，可清晰地看到舌质上有丝状乳头的颗粒，颗粒上或少苔，或覆盖有新生的很薄的白苔；剥苔边缘的丝状乳头常有延长，看起来舌苔剥脱的边缘有隆起的白苔

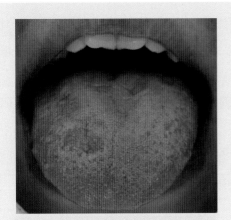
图274　花剥苔3

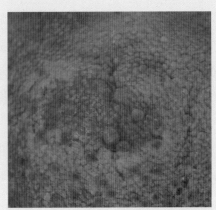
图275　花剥苔3的局部放大：舌苔有
多处剥脱，剥脱之处的边缘可见一个白
色的厚苔环；剥苔区内可见红点状的丝
状乳头颗粒，部分红点上有薄白苔。菌
状乳头水肿

（四）苔不均匀

苔不均匀指有的地方舌苔薄，有的地方舌苔厚的舌象。苔不均匀是多种舌象形成之前的一个过程，比如从薄苔变成厚苔时，有可能先出现苔不均匀的现象。把握住舌苔变化过程中的某些特点，可以起到预测病情发展的作用。

舌苔的不均匀可以发生在舌的任何部位，但多从舌的中部发起。这是因为脾胃是舌苔生发的动力，舌中为脾胃之所属。

诊断意义：内伤病（慢性非感染性疾病）中，可预测脾胃之气的盛衰转化。舌苔向少的方向发展，为脾胃气阴不足，正气衰减；舌苔向厚腻的方向发展，为脾胃湿盛，同时也是正邪相争的表现。

外感病（急性感染性疾病）中，可判断邪气之进退。舌苔向厚、燥的方向发展，为病进；舌苔向薄、润的方向发展，为病退。

图276为舌苔开始增厚时。舌苔从舌中开始增厚，由于丝状乳头增生的速度不完全一致，增长快的丝状乳头略高一些，增长慢的丝状乳头略低一些，因此整体看起来，舌苔显得厚薄不匀（见图276-277）。可见于外感病邪气入里的过程中，也可见于内伤病邪气开始聚集之时。

图278舌苔整体为厚苔，但舌中央的舌苔开始变薄（见图278-279）。舌苔

上津液不足，若进一步发展，舌苔可能燥化，使舌中央的舌苔剥脱。无论外感、内伤，预示需要注意保存胃阴。

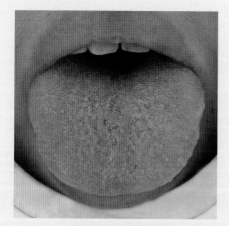

图276　苔不均匀1

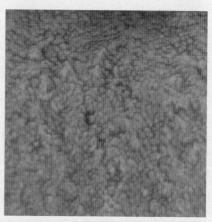

图277　苔不均匀1的局部放大：舌的舌苔增厚，因每个丝状乳头增生的速度不一致，其高度便不一致，使舌苔看起来起伏不平，有波浪感

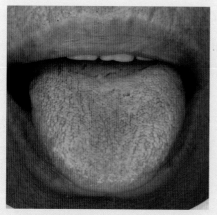

图278　苔不均匀2

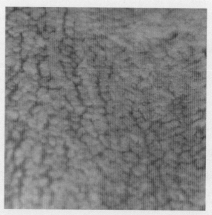

图279　苔不均匀2的局部放大：舌中的舌苔开始变薄，可更清楚地看到舌质

　　图280可同时见到厚苔、薄苔、少苔3种苔厚变化，表现出舌苔从少苔到厚苔，或从厚苔到少苔的演变全过程。舌苔偏燥。若见于从少苔到厚苔，提示患者有胃阴不足的体质基础。若见于从厚苔到少苔，提示患者已出现胃之津液的损伤。在驱邪的同时，必须步步为营，保存津液（见图280-281）。

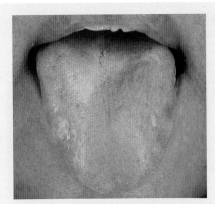

图280　苔不均匀3

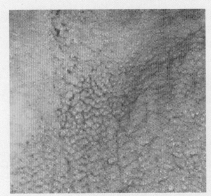

图281　苔不均匀3的局部放大。舌根部的舌苔厚，黄白相兼。舌中至舌尖，可以看到白苔，少苔的部分。舌苔整体偏燥

（五）舌苔的动态变化——消长

舌苔的动态变化，在舌诊中被概括为"消长"，从静态的角度，我们把丝状乳头的消长分为若干个节点，如薄苔、厚苔、剥苔、少苔、无苔等，但若从动态的角度，舌苔的变化是一个连续的过程。以薄苔为起点，丝状乳头的增生性变化导致的最严重结果是极厚苔，其萎缩性变化导致的最严重结果是无苔。按照中医理论，可以把增生性变化视为"太过"，把萎缩性变化视为"不及"。

太过可以向不及转化，不及也可在一定的条件下，出现局部有太过的情况。太过和不及，都可以在中医的医疗干预下，向着"中和"，即薄苔的方向转化。因此，中医把这个动态变化的过程叫作舌苔的"消长"，即在对舌苔的质变进行归纳、分类的同时，提示量变的重要性（见图282）。医生如果能通过量变而把握质变的规律，就把握了治疗的主动性。

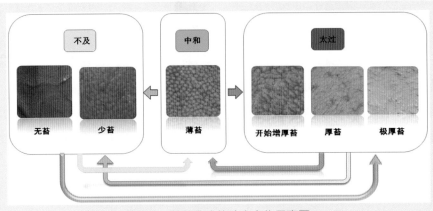

图282　丝状乳头的动态变化示意图

六、丝状乳头的津液描述

舌苔相当于土地上生长的草，从草的状态可以知道土地的湿润程度。舌的津液看似表现于苔，实际上是舌本（舌质）的津液在舌苔上的反应。中医认为，通过观察丝状乳头的津液多寡，可以了解人体津液代谢的状态。

（一）润苔

润苔，指正常的舌苔湿度，又称为不干不湿，不滑不燥的舌苔。就像一块湿毛巾，看起来是湿润的，但没有汪着的水分，也并不干燥（见图283-284）。

诊断意义：代表人体的津液敷布正常。

（二）少津

少津，指欠湿润的舌苔（见图285-288）。

诊断意义：代表人体的津液轻度受损。

（三）燥苔

燥苔，指舌苔干燥，舌上出现细碎，甚至较深的苔裂（见图289-292）。

燥苔时的舌苔往往较厚，古代常用"涩"来描述燥苔。特别干燥的舌苔还被称为"隔瓣"，形容舌苔干燥如龟裂的土地。

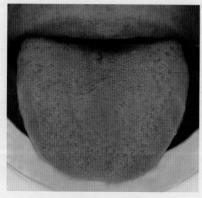

图283 润苔

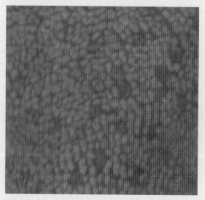

图284 润苔的局部放大：丝状乳头的颗粒饱满，颗粒的边缘柔和

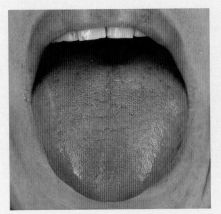

图285　少津1

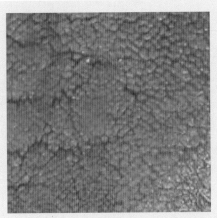

图286　少津1的局部放大：舌苔上出现较细的裂纹；舌苔变少，丝状乳头颗粒的边缘变得清晰，舌面容易出现反光现象

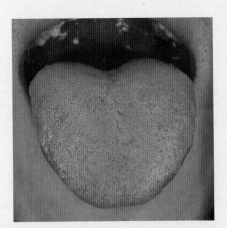

图287　少津2

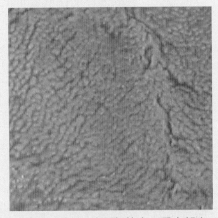

图288　少津2的局部放大：舌中部出现小裂纹；丝状乳头的间隙加大

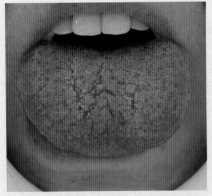

图289　燥苔1

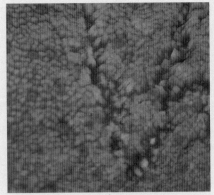

图290　燥苔1的局部放大：舌苔增厚，但丝状乳头颗粒的间隙清晰，舌苔上有显著的裂纹

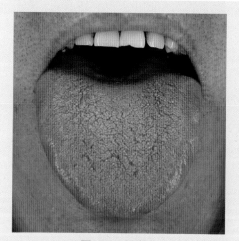

图291　燥苔2

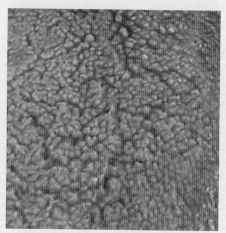

图292　燥苔2的局部放大：舌苔虽厚，但舌乳头颗粒之间的间隙清晰；舌上有较多的苔裂

（四）湿苔

　　湿苔，指湿润度增加的舌苔，在舌缘部位往往表现得比较突出。舌苔湿润也是腻苔形成的要素之一（见图293-298）。

　　诊断意义：多见于寒证、湿证，也可见于脾不健运的脾虚证。

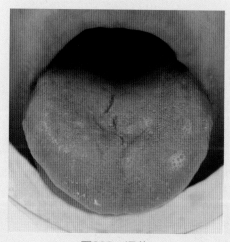

图293　湿苔1

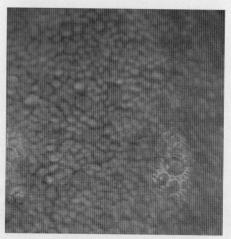

图294　湿苔1的局部放大：薄的湿润苔，舌上可见到较多的水分

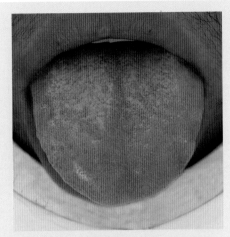

图295　湿苔2

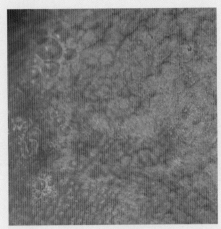

图296　湿苔2的局部放大：增厚的湿苔，丝状乳头因过于湿润而粘在一起

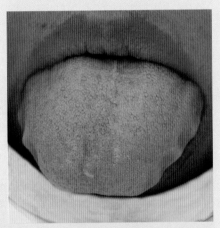

图297　湿苔3

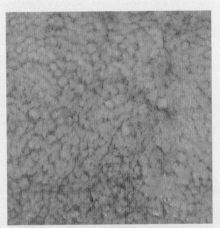

图298　湿苔3的局部放大：厚的湿苔，丝状乳头湿润饱满，使乳头之间的间隙变小

（五）滑苔

滑苔，指舌面水分过多，伸舌时似水液欲滴，扪之湿滑的舌苔，又称为水滑苔（见图299-302）。

诊断意义：滑苔为体内水湿停聚的征象。水湿为阴邪，故滑苔多见于寒证、湿证。外感寒邪、湿邪，或脾肾阳气不足，当程度较严重时，均可出现滑苔。

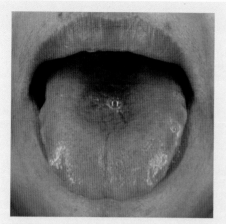

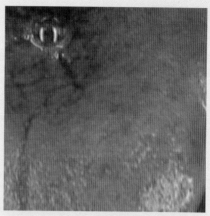

图299　滑苔1

图300　滑苔1的局部放大：舌苔少，
舌上水液多，常可见到舌上有清稀的涎
水，舌缘部位常见较强的反光

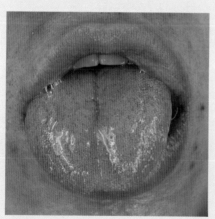

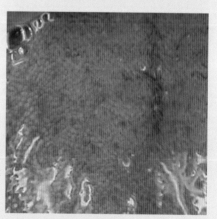

图301　滑苔2

图302　滑苔2的局部放大：舌苔增
厚，舌面上罩有一层湿滑的黏液，反
光明显

第五章

舌上红点（菌状乳头）的诊断

在元代的《敖氏伤寒金镜录》（1341）中，记录了伤寒病时舌上出现的红星。清末的周学海在"申引旧说，参以实验"的基础上，对正常人的菌状乳头进行了观察和描述，说"其尖上红粒细于粟者，心气夹命门真火而鼓起者也。""舌尖、舌边多红点，此平人舌苔之大较也。"中医古籍中所论述的舌上红粒、红点、红星、瘀点等，都与菌状乳头这一组织结构相关。

一、正常的菌状乳头

古代的中医称正常的菌状乳头为红粒。

菌状乳头散在于丝状乳头中间，多见于舌前部与舌的侧缘，高约0.7~1.8mm，直径约0.4~1mm，一般为0.6mm左右。乳头的上部钝圆，如球形，根部细小，形状如蘑菇，故称为菌状乳头。

菌状乳头的上皮少角化而透明，血管接近乳头表面，所以透过上皮，可以透出乳头内的毛细血管的血色，使正常人的菌状乳头呈红色。[1]

舌尖菌状乳头微循环对探讨各种舌质的形成原理具有一定的价值。舌质淡红时，微血管丛的形态变化以树枝状和菊花形为主。[2]

---

[1] 靳士英主编，《舌下络脉诊法的基础与临床研究》，1998年，广州：广东科技出版社，第76页。

[2] 陈泽霖，陈梅芳，《舌诊研究》，（第二版），上海：上海科学技术出版社，1982年，第96页。

（一）红粒的诊察要点

红粒为隐约可见的小红点，主要分布于舌尖和舌边，舌尖的小红点往往要更红一些（见图303-304）。

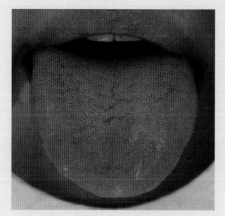 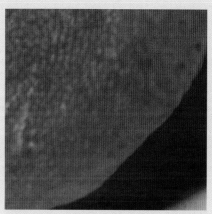

图303　正常的红粒（菌状乳头）　　图304　正常红粒（菌状乳头）的局部放大：红点的颜色略红于舌质，主要分布于舌尖与舌边

舌尖小红点的颜色可因一些生理因素而变红，使得舌尖看起来比正常时要更红，如女性月经期的前几天；也可出现于有精神压力的时期，如考试前，工作紧张期等；还可出现于环境或季节变更的时节，如从南方湿润的地区到北方干燥的地区，冬春换季期和夏秋换季期等。待身体调整好后，即可自行恢复正常。

（二）红粒的诊断意义

代表人体的五脏之火处于平和的状态。

二、菌状乳头的增殖性改变

菌状乳头的增殖性改变主要表现为乳头的体积增大和充血。

（一）菌状乳头肥大

特点为菌状乳头的体积增大，但颜色可以基本正常，甚至略微偏暗。

现代研究：菌状乳头肥大的原因不明，与维生素B族缺乏、贫血有关，也有认为与局部受到漱口剂、食物、理化等的刺激有关。

菌状乳头体积增大的诊断意义：多为气郁，特别是肝气郁结。若颜色偏暗，则表明气郁的时间较长，可能气郁与气虚同时存在。

图305-308为两幅菌状乳头增殖的舌图像。图305的特点是菌状乳头肥大，在放大的图像中，可以看到未增大与增大的菌状乳头同时存在（见306）。

图307的菌状乳头肥大，颜色也开始发红。通过放大的图像观察，红点的颜色尚比较均匀（见图308）。

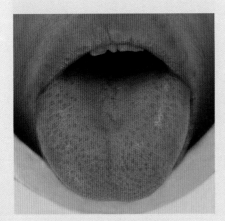

图305 菌状乳头增大1

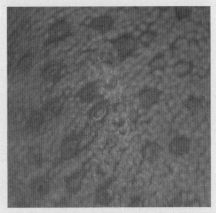

图306 菌状乳头增大1的局部放大。菌状乳头的体积增大，数量增多

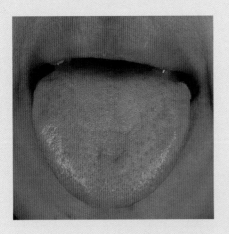

图307 菌状乳头增大2

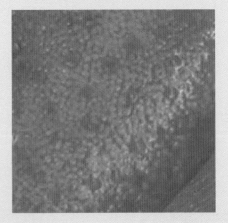

图308 菌状乳头增大2的局部放大。菌状乳头的体积变大，但颜色并未明显变红

（二）菌状乳头充血

菌状乳头充血时，中医称为红点。若菌状乳头的增殖明显，也称为大红点。突出的表现是乳头的颜色变红，可以表现为鲜红、红绛或暗红。

现代研究认为，引起菌状乳头充血的主要因素为：

乳头内的微血管开放数目增多；

乳头的微血管通透性增加，血管网内淤血。

诊断意义：热证。红粒的颜色变红，为体内有热。颜色鲜红，为热在气分；颜色深红，为热在血分；颜色暗红，为血热导致气血壅滞。

通常，红点最先出现在舌尖，然后向舌边扩展。此时舌苔往往开始增厚，但多数为白苔（见图309-310）。

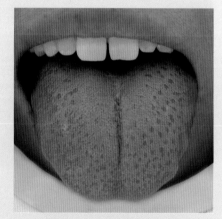

图309　菌状乳头肥大变红

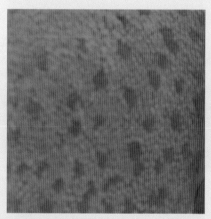

图310　菌状乳头肥大变红的局部放大：菌状乳头肥大，部分乳头的外缘不光滑，颜色鲜红

如果在此阶段邪气不能被消除，则红点会进一步变红，颜色更加鲜艳，表现为颜色的亮度增加。将图像放大仔细观察，可以看到红点内部有如小草似的红色分枝结构，靠近舌尖的红点会因为体积增大而融合在一起（见图311-313）。

进一步发展，红点的颜色加深，成为红绛色，颜色的亮度降低。红点内的分枝状结构看不清楚，形成一个大红点（见图314-316）。

红点如果在大红点的阶段不能逆转，气血便会进一步郁积于乳头内。此时红点变为暗红色，甚至为红褐色，为因热致瘀的瘀点（见317-319）。

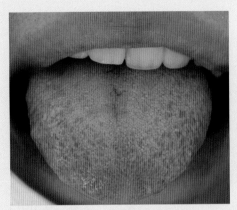

图311　颜色鲜明的红点

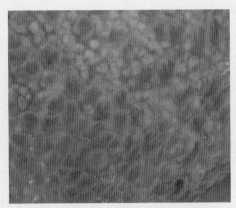

图312　颜色鲜明的红点的局部放大：红点在体积增大的基础上，颜色红艳；仔细分辨红点，似乎可以看到如小草似的红色分枝结构，靠近舌尖的红点融合在一起

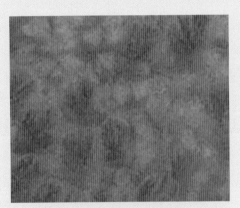

图313　乳头内充血的微血管，可以看清血管的分枝

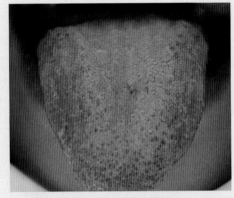

图314　红绛舌的红点

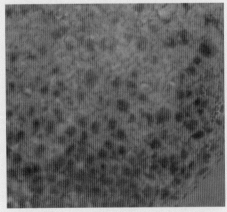

图315　红绛色红点的局部放大：红点密集，部分红点的颜色变为深红或紫红色

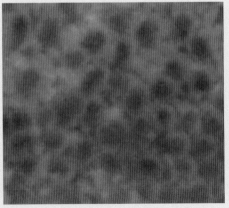

图316　乳头内充血的微血管，已看不清血管的分枝

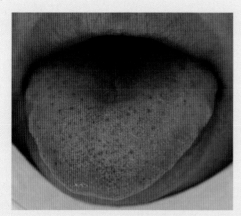

图317　红瘀点

图318　红瘀点的局部放大：靠近舌尖的红点融合在一起，部分菌状乳头由红绛色变为红褐色

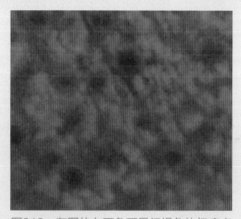

图319　在图的左下角可见红褐色的红瘀点

三、菌状乳头的退行性改变

　　菌状乳头的退行性改变主要表现为乳头的体积变小，甚至消失，是构成光滑舌的原因之一。

　　现代研究：菌状乳头退行性改变的特征与舌色相关。舌质红绛者，可表现为乳头大而平，最后乳头低平消失。舌质淡白者，可表现为乳头缩小，直至乳头萎缩消失。乳头中的血管细而成点状，甚至发生栓塞，新陈代谢偏低，负氮平衡。

（一）菌状乳头萎缩

主要特点为菌状乳头大而低平，或体积缩小。乳头的颜色可基本正常，也可以变红，或变得浅淡。

菌状乳头萎缩的诊断意义：主虚证。舌质红，菌状乳头也红者，乳头或大，或不大而低平者，为阴虚有热；舌质淡白而乳头低平者，为气虚、血虚，或阳虚。

图320显示菌状乳头出现退行性改变，表现为乳头低平。从放大的图片可以看到菌状乳头内有微血管的充血（见图320-322）。

图323的菌状乳头体积增大且低平。从放大的图像可以看到，舌尖的菌状乳头已趋于平坦，使舌尖看起来比较平滑娇嫩（见图323-325）。

图326也属菌状乳头萎缩。因舌质的颜色淡白，乳头的特点表现为体积缩小（见图326-327）。

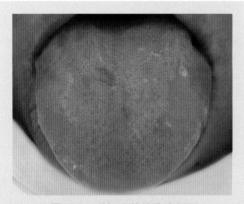

图320　舌红，菌状乳头低平

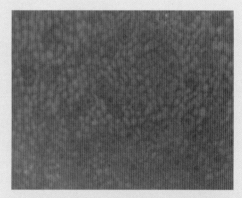

图321　舌红，菌状乳头低平的局部放大：菌状乳头的体积没有明显的增大，但乳头变得低平

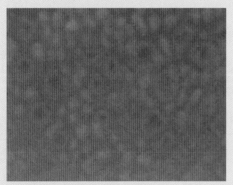

图322　菌状乳头内的点状红色为微血管充血

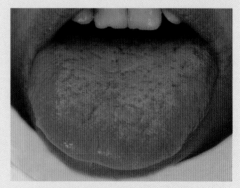

图323　舌红，菌状乳头大而平

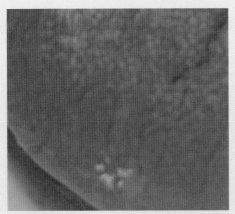

图324　舌红，菌状乳头大而的局部放大：菌状乳头因低平而变得界限不清，不易分辨

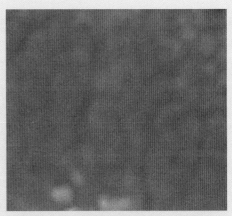

图325　以丝状乳头为参照，可见菌状乳头的体积明显增大，乳头因微血管充血而鲜红

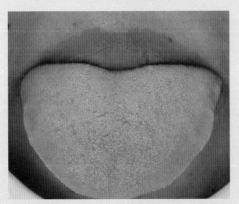

图326　舌淡白，菌状乳头缩小

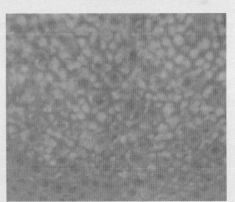

图327　舌淡白，菌状乳头缩小的局部放大：菌状乳头小而低平，可见乳头内的微血管充血

（二）菌状乳头消失

特点为菌状乳头萎缩至平坦，常伴有丝状乳头的萎缩。

菌状乳头消失的诊断意义：主虚证，是菌状乳头萎缩的进一步发展。舌质红，乳头平坦者，为阴虚重症；舌质淡而乳头平坦者，为气血虚，或阳虚的重症。

图328为光红舌，丝状乳头和菌状乳头均显著萎缩，舌尖的乳头基本消失（见图328-330）。

图331为淡白舌，舌尖的丝状乳头和菌状乳头萎缩消失。通过放大的图像，可以看到菌状乳头体积缩小，乳头内有微血管的充血，但颜色比较浅淡（见图331-332）。

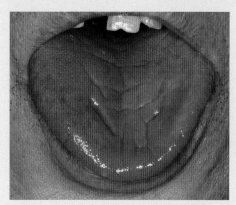

图328　舌红绛，菌状乳头平坦

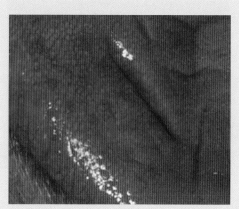

图329　舌红绛，菌状乳头平坦的局部放大：舌尖的菌状乳头已萎缩至平坦，舌侧的菌状乳头尚隐约可见

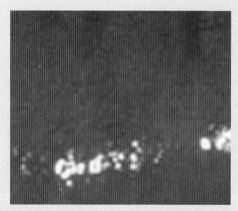

图330　舌尖部位的菌状乳头基本消失，舌质如镜面

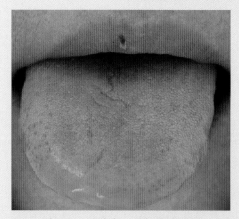

图331　舌淡白，菌状乳头平坦

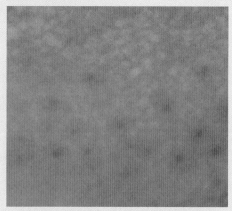

图332　舌淡白，菌状乳头平坦的局部放大：舌尖的菌状乳头萎缩至平坦，边缘不清；可见乳头内的微血管充血，红色浅

四、菌状乳头的出血

指发生在菌状乳头内的出血，中医称之为瘀点。通过数字舌图的分析，我们发现，瘀点可以分为新鲜的出血和陈旧的出血两种。故把新鲜的出血称作斑点，颜色为红棕色；陈旧的出血称为瘀点，一般为棕色、棕褐色，或棕黑色。

瘀点是上述之红点（菌状乳头充血）的进一步发展。

（一）斑点（菌状乳头出血）

斑点，指发生在菌状乳头微血管的新鲜出血。在中医古籍中，将新鲜的黏膜及皮下出血称为斑，本书亦遵此例，称菌状乳头微血管的新鲜出血为斑点。

出现斑点的菌状乳头可处于增殖期，也可以体积正常，甚至可发生于乳头的萎缩期（见图333–341）。

斑点的诊断意义：舌质红者，为瘀热互结，以热在血分为主。斑点大而深者，多为实热；斑点小而浅者，多为虚热与瘀血并存。若舌质淡白者，在气虚或阳虚的基础上，亦多有瘀热。

图333–334可见菌状乳头的体积增大。舌尖有深棕红色的新鲜出血点（见图335）。

图336菌状乳头的大小基本正常。在舌侧可见乳头的微血管有红棕色的新鲜出血（见图337–338）。

图339为淡白舌，在舌尖和舌侧，都可见到小的红点。仔细分辨，部分菌状乳头的微血管有出血，出血点呈浅红棕色（见图319–320）。

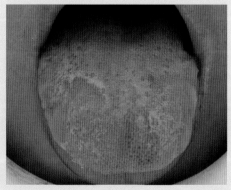

图333　斑点1

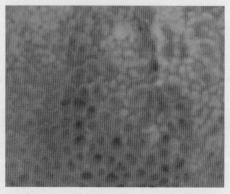

图334　斑点1的局部放大；菌状乳头增生肥大；可看到乳头的两种表现，一种是乳头充血，另一种是乳头的微血管发生了出血

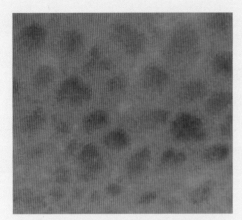

图335　出血的菌状乳头呈深棕红色

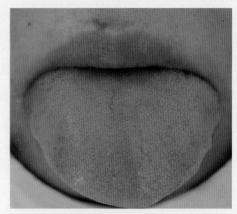

图336　斑点2

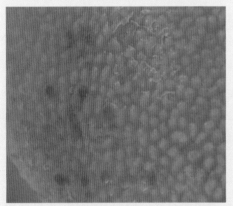

图337　斑点2的局部放大：菌状乳头
的大小基本正常，乳头微血管有新鲜
的出血

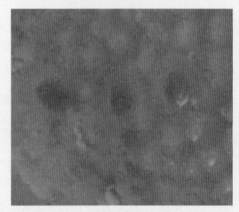

图338　出血的菌状乳头呈红棕色

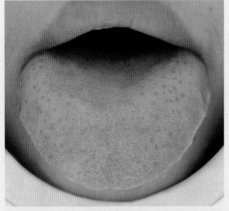

图339　斑点3

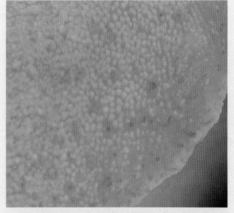

图340　斑点3的局部放大：菌状乳
头的体积不增大；乳头内有出血，出
血点小

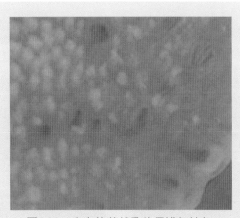

图341 出血的菌状乳头呈浅红棕色

（二）瘀点（菌状乳头的陈旧性出血）

指发生在菌状乳头微血管的陈旧性出血。出血的菌状乳头既可处于增殖期，也可处于萎缩期（见图321-329）。

瘀点的诊断意义：瘀血证。舌质红绛，瘀血点大者，为瘀热互结，以实热为主；斑点小而色浅，舌质淡白或紫暗者，主气虚或阳虚血瘀；舌色偏暗，斑点偏小而色深者，常为气滞血瘀。

图342的菌状乳头明显增生肥大，部分乳头的微血管有出血，血色暗，可判断为陈旧性出血（见图343-344）。

图345的菌状乳头大小基本正常，部分乳头微血管有出血，血色为棕红色或棕褐色（见图346-347）。

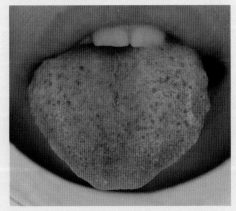

图342 瘀点1

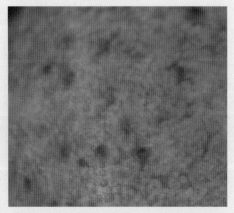

图343 瘀点1的局部放大：菌状乳头增殖肥大，乳头的微血管内有陈旧性出血

图348的菌状乳头萎缩，舌尖微红，仔细观察，可见舌尖的菌状乳头微血管有小出血点，出血点呈浅褐色，示为陈旧性出血（见图349–350）。

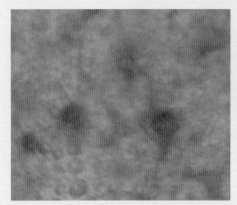

图344　菌状乳头的瘀血呈棕褐色

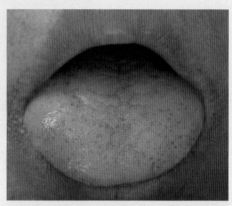

图345　瘀点2

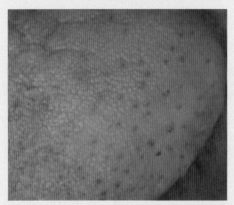

图346　瘀点2的局部放大：乳头无明显的增殖或萎缩，乳头的微血管有陈旧的出血

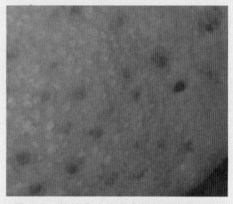

图347　菌状乳头的瘀血呈棕褐色

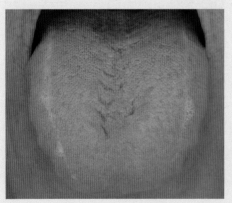

图348　瘀点3

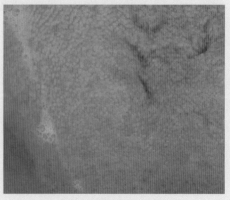

图349　瘀点3的局部放大：菌状乳头萎缩，舌尖可见小瘀点

图350　出血的菌状乳头呈浅褐色

五、菌状乳头异常的演变

中医把疾病大体分为外感病和内伤病两大类。所谓外感病，多为急性感染性疾病，起病急，传遍快，变化多；所谓内伤病，多为慢性非感染性疾病，起病缓，发展慢。如若不仔细观察，在慢性发展期或缓解期不容易看到疾病的变化。

外感病时的菌状乳头变化明显，病患初起，便可看到舌尖部的菌状乳头变红。随着舌质变红，乳头多增殖肥大，由于微血管充血明显，乳头的颜色鲜红；待舌绛红时，菌状乳头内多发生出血。新鲜的出血点颜色多鲜红，示邪气虽重，但正气尚充足。若出血点的颜色偏深偏暗，示邪气深入营、血分，多病情危重。当营阴受损时，乳头从增殖状态转向萎缩，特点是乳头仍基底肥大，但高度缩减，看起来乳头显得低平。若营阴继续耗损，乳头会越来越平坦，直至消失。

内伤病时，菌状乳头的变化较为缓慢，虽可见到乳头的增殖肥大，但乳头萎缩的情况也不少见。内伤病的菌状乳头异常变化也多从充血、变红开始。正气的盛衰决定了乳头是否发生增生肥大。正气不足者，乳头始终不肥大，甚至逐渐萎缩。

若菌状乳头微血管的充血久久不能消退，血细胞便会沉积在微血管内，转变为中医所说的出血。新鲜的出血不能及时消退，会转变为陈旧的瘀血。

内伤病的病程长，病情发展缓慢，菌状乳头往往不出现明显的增殖肥大，故乳头的出血不易被及时发现。一旦发现，便多已是瘀点（陈旧性出血点）。

瘀点的消退过程是怎样的？目前还没能进行充分的观察，有待于在数字舌诊的基础上进行动态观察，继续深入地探讨。

第六章

舌形的诊断

舌形，指舌的外形，即舌之本体组织的外观。观察内容有舌体的大小、舌侧的外缘是否整齐，当然，最重要的内容还是围绕着舌背黏膜，如老舌、嫩舌、裂纹舌等。舌形的异常改变主要有胖大舌、瘦薄舌、齿痕舌、老舌、嫩舌、裂纹舌。

一、胖大舌

胖大舌，指舌体比正常的舌大而厚，张口伸舌时，口角的两边被舌体充满。胖大舌多与齿痕舌同时出现。

胖大舌、齿痕舌的诊断意义：

体内停有水湿或痰湿。若舌乳头萎缩，表现为少苔，甚或无苔，为虚实夹杂证。可根据舌色，判断其虚是属气虚、阳虚，或阴虚。若舌苔厚或腻，为实证。苔色白者为痰湿，苔色黄者为痰热。

图351的舌体胖大，舌质偏红，舌上有裂纹，苔少。

图352的舌体胖大，舌边有齿痕，苔少。

图353的舌体胖大，舌尖有红点。舌苔白厚，满布舌面。

图354的舌体胖大，舌中有黄厚苔。

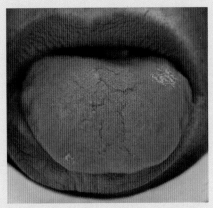

图351　胖大舌1：舌体胖大而厚，舌缘有数个齿痕；舌体伸出时，口角的两边都被舌体充满

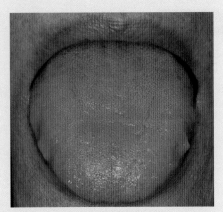

图352　胖大舌2：舌体胖大，舌边有明显的齿痕

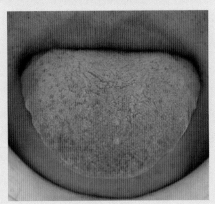

图353　胖大舌3：舌体胖大，舌苔白厚，舌缘有齿痕

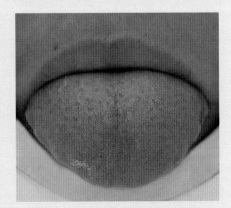

图354　胖大舌4：舌体胖大充盈，舌苔黄厚，舌缘可见齿痕

二、瘦薄舌

指舌体比正常的舌小而薄，伸舌时，口角的两边与舌体之间有较大的空隙。

瘦薄舌的诊断意义：主虚证。舌质淡白者，为气血两虚；舌质红绛者，为阴虚火旺；舌质紫暗者，为有瘀血。总因气血、阴液不足，或瘀血不能生新，使得舌体不能被充盈、濡养所致。

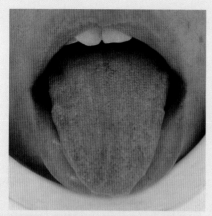 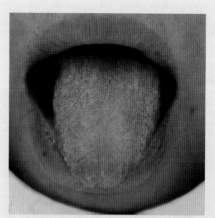

图355　瘦薄舌1：舌体与口角之间有较大的空隙；舌质红，舌上有红点　　图356　瘦薄舌2：舌体瘦小，舌质紫暗，苔白厚

三、齿痕舌

指舌体的边缘（舌尖和舌体两侧）有牙齿压痕的舌象。多数齿痕舌的舌体胖大或略大，但也有舌体的大小正常，甚至舌体瘦小者。

齿痕舌的诊断意义：体内停有湿气，或气滞。若舌质为淡红色，舌乳头分布均匀，舌苔薄或略厚者，即使有齿痕，也多较轻，即轻度齿痕舌。有的齿痕舌在晨起时表现明显，活动后，或下午则齿痕消失。轻度齿痕舌提示有轻度的气不足，多见于体力活动少，或过少晒太阳者。

若齿痕发生于舌质淡白，少苔者（丝状乳头有退行性改变），提示气血虚弱，或阳气虚弱，水湿内停，此时的舌体齿痕多较明显，即中度或重度齿痕舌。

若齿痕舌发生于舌质红绛而娇嫩者（丝状乳头和菌状乳头萎缩），为气阴两虚，水湿内停。

若舌体大小正常，或舌体瘦薄，舌色偏暗或暗红而有齿痕，伸舌时舌体抖动者，多为肝郁气滞。

齿痕舌可分为轻度、中度与重度。轻度者指齿痕的数量少，齿痕轻浅，多发生于气虚体质；中度齿痕舌可在舌的两侧看到清晰的齿痕；重度齿痕舌的齿痕深，数量多。根据笔者的观察，中度、重度齿痕舌少见于平人，属中医的病证表现。

图357为舌体大小正常的轻度齿痕舌。

图358为舌体大小正常的重度齿痕舌。

图359为舌体胖大的中度齿痕舌。

图360为舌体胖大的重度齿痕舌。

图361为舌体瘦小的中度齿痕舌。

图362为舌体瘦小的重度齿痕舌。

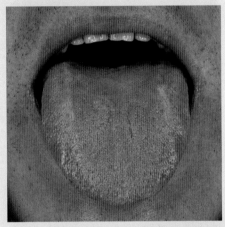

图357　舌体大小正常的齿痕舌1：属轻度齿痕舌，舌两侧有齿痕，以左侧更为明显；舌色淡红，舌中苔略少，舌津欠润，舌尖有红点

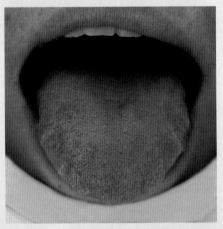

图358　舌体大小正常的齿痕舌2：属重度齿痕舌，舌的外缘（舌尖与舌两侧）均有齿痕，齿痕清晰；舌尖有红点

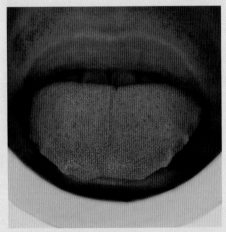

图359　舌体胖大的齿痕舌1：属中度齿痕舌，舌两侧的齿痕清晰可见；舌苔白（丝状乳头分布均匀）

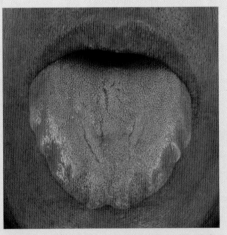

图360　舌体胖大的齿痕舌2：属重度齿痕舌，舌的外缘（舌尖与舌两侧）均有齿痕，齿痕深；舌色紫，舌尖红点暗红

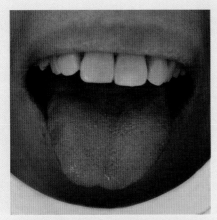

图361 舌体瘦小的齿痕舌1：属中度齿痕舌，齿痕以右侧为明显

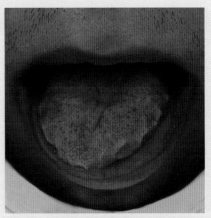

图362 舌体瘦小的齿痕舌2：属重度齿痕舌，舌的外缘（舌尖与舌两侧）均有齿痕，齿痕深；舌色暗红，舌尖有红点

四、老舌

老舌，指舌质的纹理粗糙，舌乳头处于增殖状态，舌体干燥甚至皱缩的舌象。

老舌的诊断意义：主实证。多见于外感病的热盛阶段，也可见于内伤病的热盛伤津阶段。

图363–364的舌体皱缩，纹理粗糙，舌尖的红点充血。

图365–366的舌苔干燥而有细碎裂纹，使舌质看起来纹理粗糙。

图367–368的舌苔干燥，纹理粗糙，舌质红，舌苔黄。

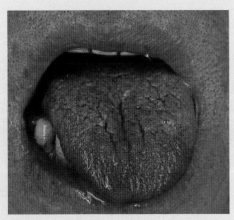

图363 老舌1

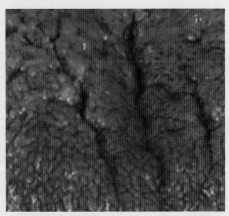

图364 老舌1的局部放大：舌红，舌体皱缩，有裂纹，舌尖的菌状乳头充血

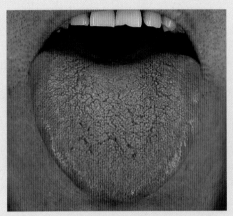

图365　老舌2

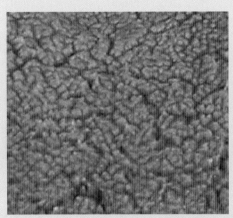

图366　老舌2的局部放大：舌苔干燥
而粗糙，舌面出现许多小碎裂纹

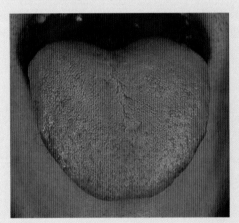

图367　老舌3

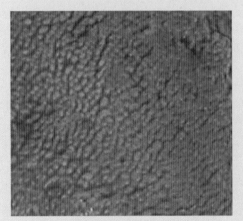

图368　老舌3的局部放大：舌苔黄而
干燥，纹理粗糙

五、嫩舌

嫩舌，指舌质的纹理细腻，看起来湿润娇嫩，甚至光洁平滑的舌象。

嫩舌的诊断意义：主各种虚证。见于内伤病的气虚、血虚、阴虚、阳虚阶段，或者外感病的营阴、气血耗损期。舌越娇嫩，则虚越显著。

现代研究：嫩舌是舌乳头退行性变所致。往往表现为丝状乳头和菌状乳头均萎缩，轻者舌乳头低平，严重者舌乳头消失。

图369的舌质看起来比较平滑而湿润。通过放大的图像，可见舌边、尖的乳头低矮，表示舌乳头处于退行性变的过程中（见图370-371）。

图372的舌体胖大，因丝状乳头与菌状乳头均萎缩而低平，故使舌体看起来显得娇嫩（见图372-373）。

图374看起来为无苔舌，从放大的图像来看，丝状乳头基本消失，但亦有一些丝状乳头形成了芒刺。菌状乳头亦呈退行性表现（见图374-375）。

图376为镜面舌，丝状乳头和菌状乳头均严重萎缩。在放大的图像上，可见到稀疏的点状的丝状乳头，乳头上没有角化层，因此舌色暴露。菌状乳头呈现为低平的斑点（见图377）。

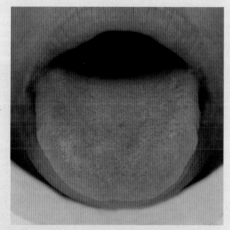

图369 嫩舌1

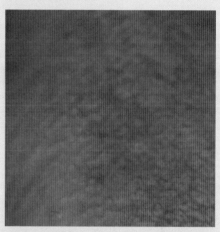

图370 嫩舌1的局部放大：丝状乳头萎缩，使的乳头间隙增大，露出的舌质较多

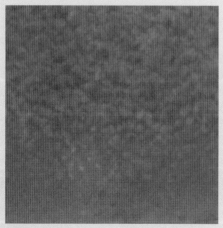

图371 嫩舌1的局部放大：舌尖可见低平而充血的菌状乳头

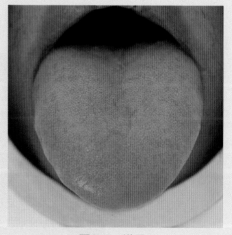

图372 嫩舌2

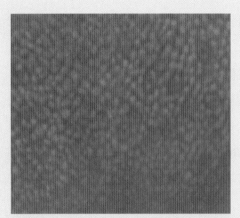

图373 嫩舌2的局部放大：丝状乳头
和菌状乳头萎缩低平

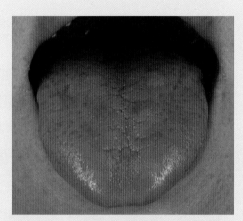

图374 嫩舌3

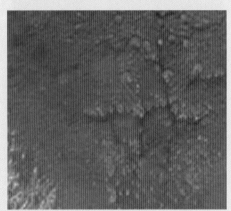

图375 嫩舌3的局部放大：丝状乳头
基本消失，菌状乳头肥大低平，亦处
于萎缩状态；舌中出现裂纹

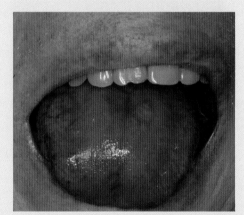

图376 嫩舌4

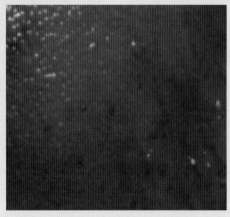

图377 嫩舌4的局部放大：丝状乳头与菌状乳头严重萎缩，舌面光滑，颜色暴露

六、裂纹舌

裂纹舌，指舌质出现裂纹的舌象。裂纹舌是一种表现复杂多样的舌象，现存最早的舌诊专著《敖氏伤寒金镜录》便记录了"人裂舌"，即舌上出现了形同"人"字的裂纹。裂纹有浅深之分，常见的有舌中的纵向深裂纹，舌中的短碎裂纹等。

裂纹舌的诊断意义：热病中出现的裂纹舌，多伴随着舌质红，少苔或无苔出现，提示津液、阴血受到耗损。舌中的纵向裂纹，往往是舌的退行性变的一种表现。中医认为，人体的组织器官由属于阴的物质来荣润、滋养，因此，舌质的裂纹主要与津液、血、阴液、精的不足相关，需要结合舌质和舌苔的其他特征来进行细致的判断。

脾主运化，脾气健运方可化生气血，脾胃虚弱时，亦可出现裂纹，常发生于舌的中部。

对裂纹舌当进行动态观察，从而确定裂纹与病证的关系。若遇经年不变的裂纹舌，需仔细询问，勿草率做出诊断。

图378的舌质红，舌上少津，舌边尖有红点，舌中的裂纹短而深。

图379的舌色红，舌质娇嫩，舌黏膜上大部分丝状乳头和菌状乳头萎缩，只有舌根部的两侧残留有少量舌苔。舌中有较深的裂纹。

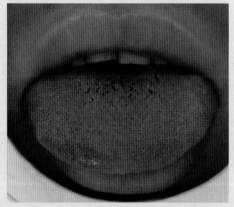

图378　裂纹舌1：舌红，舌苔少津，舌上有裂纹，舌边尖有红点

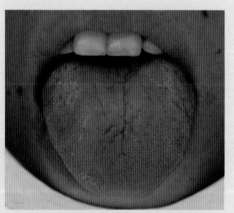

图379　裂纹舌2：舌红娇嫩；除舌根部的两侧外，几无舌苔；舌中有较深的裂纹

　　图380的舌质淡白，舌胖大，有重度齿痕。舌苔白而湿润，舌中部的裂纹较多，裂纹的走向有一定的规律。

　　图381图的舌质暗红，舌苔正处于从厚苔向少苔发展的过渡期。放大的舌图像显示：舌尖的菌状乳头充血，少量乳头表现为出血斑。舌中有一条纵向的深裂纹（见图382-383）。

　　舌形是针对舌本体的观察，在传统的舌诊分类中，属于望舌质的内容。古人认为，舌质诊五脏，舌苔诊六腑，也就是说，舌质，包括舌形的异常根源五脏的病变，需要认真辨别。

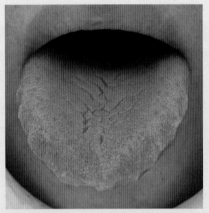

图380　裂纹舌3：舌质淡白，舌体胖大，有重度齿痕；舌苔白而湿润，舌中有裂纹

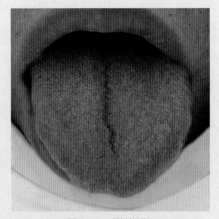

图381　裂纹舌4

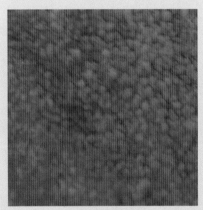

图382　裂纹舌4的局部放大1：舌质暗红，舌苔不均匀，有的丝状乳头处于增生状态，有的丝状乳头处于萎缩状态；舌中有纵向的深裂纹

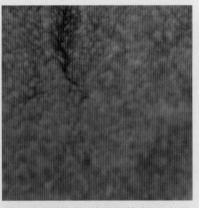

图383　裂纹舌4的局部放大2：菌状乳头充血

第七章

舌态的诊断

舌态，指舌的动态，即舌体的动作表现。观察内容有舌肌的协调性、萎软舌、偏歪舌、颤抖舌、强硬舌、短缩舌等。

舌下神经支配同侧的舌外肌和舌内肌运动，舌的运动与舌下神经的功能密切相关。舌下神经周围部受损，可出现同侧舌肌的麻痹及萎缩症状。如果双侧舌下神经受损，则不能伸舌，同时有语言、吞咽的障碍。

一、舌肌不协调

指伸舌时，舌面与舌体的肌肉组织表现出的不协调状态，重点观察在伸舌状态下，舌体肌肉运动的协调性以及舌肌的匀称性。

以往对该项内容讨论较少，笔者在采集舌图时，发现舌肌运动不协调、双侧舌肌不对称的状况并不少见，其临床意义尚不十分明确。舌肌的运动毕竟与神经-肌肉系统的功能相关，是否属于神经-肌肉的协调障碍，尚有待于进一步的研究。

在《黄帝内经》中记述了舌的功能与脾脏、心脏的关系。今后当通过记录数字舌图的方式，长期观察舌肌的不协调表现与健康、疾病之间的关系。

舌肌不协调的诊断意义：通过肌肉运动的协调性，判断心气、心血的盈亏。通过肌肉的匀称与否及充盈度，判断脾气、脾阴的多寡。

现代研究：舌肌为横纹肌，主要分为舌外肌与舌内肌。舌外肌有茎突舌肌、舌骨舌肌、颏舌肌、小角舌肌。舌内肌有舌上纵肌、舌下纵肌、舌横肌、舌垂直肌。舌的内外肌束走向不同，相互交织，使舌能够灵活运动，完成各个方向的动作。

伸舌时，舌内肌与颏舌肌同时收缩，内、外肌协作，共同完成伸舌动作。

图384的舌面凹凸不平，表现出伸舌时舌肌运动的不协调。这种不协调以右侧表现得更为突出（见图385）。

图386的舌中有明显的凹陷区。在舌中凹陷的前端，可以看到因用力而凸起的舌肌形态。舌的右侧可见纵向的肌肉凸起与凹陷（见图387）。

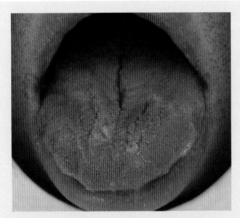

图384　舌肌不协调1

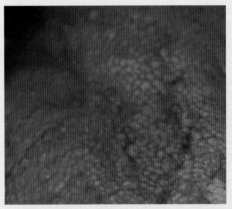

图385　舌肌不协调1的局部放大：在伸舌过程中，舌肌运动不协调，致使舌的表面凹凸不平

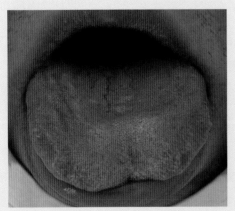

图386　舌肌不协调2

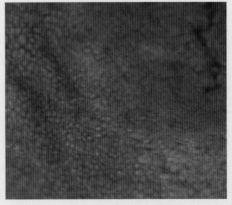

图387　舌肌不协调2的局部放大：舌中凹陷明显，舌右侧可见纵向的肌肉凸起与凹陷

图388可见在舌根部有用力凸起的舌肌，舌的两侧有纵向凹陷，为肌肉的运动不协调所致（见图389）。

图390的舌中与根部的舌面凹凸不平，中央部位凹陷无力（见图391）。

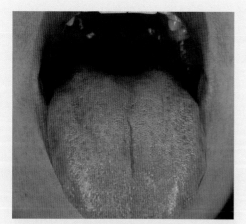

图388　舌肌不协调3

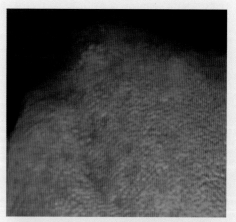

图389　肌肉不协调3的局部放大：舌根部的肌肉隆起；因右侧舌肌的不协调运动，使舌面出现凹陷

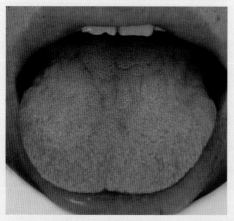

图390　舌肌不协调4

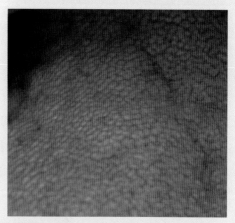

图391　舌肌不协调4的局部放大：舌面不平整，舌的中央有凹陷

二、萎软舌

萎软舌，指伸舌时舌体的肌肉软弱无力，严重时，无力自如地伸出舌体的舌象。

萎软舌的临床诊断意义：常发生于外感病，或内伤病的后期，患者显著消瘦，为久病耗损气阴，是重病之象。若舌体中部，或中后部的肌肉萎弱，为脾胃或脾肾虚弱，多发生于老年、体弱之人。

痿软舌表现为伸舌时舌肌无力。但也有舌肌并不表现为整体的无力，而是部分舌肌无力者，此时，整个舌体看起来不平整舒展，有的地方凹陷，有的地方肌肉扭曲（见图392-393）。

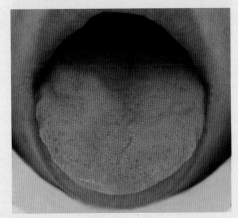

图392　萎软舌1：舌右侧局部的肌肉无力，舌中有凹陷

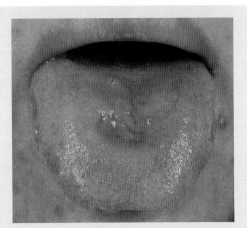

图393　萎软舌2：舌中局部的肌肉无力，伸舌时舌中出现凹陷

三、偏歪舌

偏歪舌，指伸舌时舌体偏向一侧的舌象。

偏歪舌多见于中风先兆、中风、中风后遗症的患者。但在拍摄舌图像的过程中发现，一些能排除中风因素与风险者，仍可出现舌体的轻度偏歪，值得跟踪观察。

现代研究：伸舌时，两侧的颏舌肌同时收缩，与舌内肌共同完成伸舌动作。当一侧的舌肌瘫痪时，对侧的舌肌收缩，使舌肌偏向病侧，表现为伸舌后的舌体偏歪。即左侧舌肌麻痹时，舌尖偏向左；右侧舌肌麻痹时，舌尖偏向右。此表现常见于脑血管疾病。

局部性疾病引起的舌偏歪，为舌下神经受压迫损伤，或面神经麻痹等引起。

舌背的正中线上，有一条不甚明显的矢状沟，叫作舌正中沟（见图394）。

左右两侧的舌肌被舌中隔分为左、右对称的两部分。舌中隔由纤维结缔组织形成，是横行肌纤维的附着部。

偏歪舌的临床诊断意义：诊断中风先兆、中风、中风后遗症。

图395为中风后遗症病患的舌象，伸舌时可见舌体偏歪，同时有一侧的鼻唇沟变浅。

图396-398均为伸舌时舌体有轻度偏歪的舌象，共同之处是可见舌中有一个纵向的长裂纹，左右两侧的舌肌不对称。这种舌象的形成机制及临床意义有待于进一步探讨。

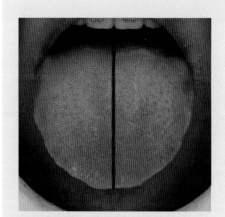

图394 舌正中沟的模式图

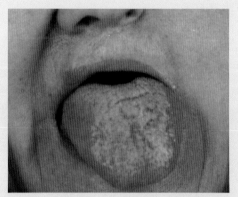

图395 偏歪舌1：舌偏向肢体瘫痪侧，瘫痪侧的鼻唇沟变浅或消失

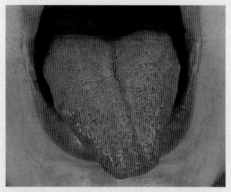

图396 偏歪舌2：舌中有一裂纹，裂纹左侧的舌体偏小，伸舌时舌体偏向左侧

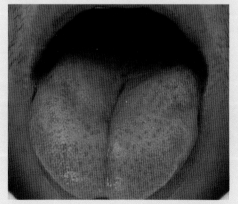

图397 偏歪舌3：舌中的裂纹将舌体分为左右两半，伸舌时舌体偏向左侧

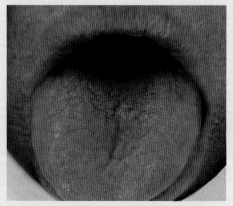

图398 偏歪舌4：舌中有裂纹；伸舌时舌体略偏向右侧

四、颤动舌

颤动舌，指伸舌时，舌体不由自主地抖动或震颤的舌象。

对于伸舌时舌体抖动者，可预备一面小镜子，让其一面看着镜子，一面练习伸舌。一部分人通过这一练习，可消除伸舌时的抖动，则不属于颤动舌。

颤动舌的临床诊断意义：颤动属于中医的风证，舌体颤动可见于动风或动风先兆，如热极动风、肝阳化风。饮酒过度也可出现舌颤动。笔者认为，部分伸舌抖动者，虽不属于风证先兆，但可归属于风证体质，多表现为肝郁，或肝火证，舌体往往偏瘦小，舌质偏红或暗红。

可以通过视频的方式进行颤动舌的记录。

现代研究：与脑神经系统的异常、不协调有关。

精神紧张，以及机体的代谢率增加时，亦可引起肌肉的颤动，往往也会影响到舌肌。

五、强硬舌

强硬舌，指舌体失去柔软，运动不灵的舌象，常兼见语言謇涩，口齿不清。

强硬舌的临床诊断意义：高热伤津；热入心包；风痰阻络。高热伤津；热入心包，多发生于急性外感热病；风痰阻络，则多发生于慢性内伤病。强硬舌的舌质多红绛，或紫，舌苔多厚。

现代研究：舌体强硬多与脑部病变引起神经传导异常有关。

六、短缩舌

指舌体向舌根部收缩，不能伸出的舌象（见图399）。①

短缩舌的临床诊断意义：舌短缩见于危重病证。多为热极风动证，或风邪夹痰证。常伴有神志异常。

---

① 此舌图像引自上海中医学院中医诊断学教研组编制的《舌诊彩色幻灯片》，见幻灯片编号090。

现代研究：舌的短缩与舌肌的运动障碍有关。颏舌肌与伸舌动作密切相关，如果双侧的颏舌肌不能有效地收缩，舌便向舌根部后坠。舌短缩常发生于昏迷时。

有时先天舌系带过短者，因舌尖部受舌系带的牵扯，亦不能完全伸出。需要区分，不可视为短缩舌（见图400）。

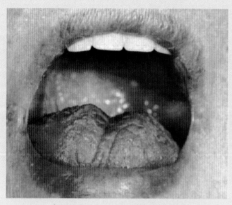 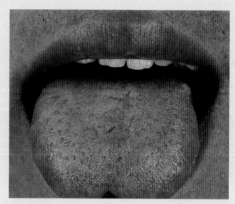

图399　短缩舌：舌体向舌根处收缩，舌
　　　　不能抵及牙齿，更不能伸出口外

图400　舌系带短的舌象：伸舌时，
　　　　舌尖部被舌系带牵拉

第八章

舌的血液循环状态诊断

舌是一个血液循环十分丰富的组织器官，舌的循环与舌的动脉和静脉有关。

舌的主要供血动脉是舌动脉，左、右两侧各有一条。舌动脉多自颈外动脉单独起始，也有的与面动脉或甲状腺上动脉共干起始，该动脉最终到达舌尖。

舌的静脉分浅、深两类。每侧的深静脉是舌动脉伴行静脉。浅静脉则有多条，分别是舌下静脉伴行静脉、会厌谷静脉、舌神经伴行静脉，舌根静脉。①

中医舌诊通过观察舌下络脉和舌有无瘀斑来判断身体的血液是否有瘀滞。

一、舌下络脉

在《黄帝内经》中，已有关于"舌下两脉"的记录，如《素问·刺疟篇》说"舌下两脉者，廉泉也"，并针对疟疾，用"刺舌下两脉出血"的方法进行治疗。②在很长的一段历史时期内，舌下两脉曾是舌病、疟疾等疾病施行放血治疗

---

① 靳士英主编，《舌下络脉诊法的基础与临床研究》，广州，广东科技出版社，1998年，第55，59–62页。

② 《素问·刺疟篇》"十二疟者，其发各不同时，察其病形，以知其何脉之病也。……不已，刺舌下两脉出血"。

的部位。隋唐以后，舌下脉青黑被作为一些重症的诊断方法，如诊断产妇与胎儿的死症、重症黄疸等。[①]但舌下络脉诊的发展十分缓慢，至新中国成立后，才得到快速的发展，并应用于多种疾病的诊断。

陈泽霖、靳士英两位主要学者对舌下络脉诊法进行了较为全面的基础研究。如陈泽霖等提供了舌下络脉的正常值，靳士英等运用解剖学的方法，对舌的血管进行了系统的研究。这些研究为临床的舌下络脉诊提供了理论基础。

根据靳士英等的研究，舌下络脉所观察的是位于舌腹面的静脉，由舌系带向两侧，依次为舌下神经伴行静脉、舌神经伴行静脉及其属支。舌下神经伴行静脉多数有2条，舌神经伴行静脉多数为1条。因此，当舌静脉淤血和含氧量降低时，可在每一侧的舌腹黏膜下看到2~5条静脉及其属支变得粗胀，颜色变深。

舌静脉有丰富的静脉瓣，可以阻止血液逆流。当血液淤积于舌静脉，严重时可引起静脉壁扩张，膨大成静脉球。通过静脉铸型标本来看，静脉壁向周围均匀地膨出呈球状者，为静脉全球。静脉壁一侧膨出，外形如半个球贴于静脉壁者，为静脉半球。若小静脉的某处极度膨大，呈悬挂的球状或芒果状，为静脉悬球。此时，透过舌下黏膜，可以观察到舌下神经伴行静脉、舌神经伴行静脉及其属支的粗胀、颜色改变以及形态改变，这些便是舌下络脉诊的解剖学基础。[②]

（一）正常的舌下络脉

正常的舌下络脉需要从形态、充盈度、颜色、长度几方面来进行观察和评定（见图401-402）。

1. 支干

以单支干为主。

支干被区分为单支干、双支干、多支干三类。据报道，单支干占83.77%~93.51%；双支干占3.99%~10.99%；多支干占2.5%~5.24%（观察正常人5403人[③]和1681人[④]）。

---

① （隋）巢元方，《诸病源候论·噤黄候》"若身面发黄，舌之大脉起，青黑色，舌噤强不能语，名曰噤黄也"

② 靳士英主编，《舌下络脉诊法的基础与临床研究》，广州，广东科技出版社，1998年，第63-65页。

③ 陈泽霖、谢嘉文、陈健民等，5403例正常人舌象检查分析［J］，中医杂志，1981:（2）18-22.

④ 秦吉华、孙芝莲、王莉等，正常人舌下静脉及舌面pH值调查分析［J］，中医杂志，1988:（11）62-63.

2. 充盈度

一般多为不隆起或上平下隆。

充盈度被分为不隆起、上平下隆、饱满隆起三类。据报道,不隆起占83.77%,上平下隆占20.90%,饱满隆起占6.35%(观察正常人5403人)。

也有将充盈度分为正常和怒张两类者,其中正常占99.19%,怒张占0.81%(观察正常人1681人)。

3. 色泽

一般多呈淡紫色。

色泽被分为淡紫、青紫、紫黑三类。据报道,淡紫占84.96%,青紫占12.75%,紫黑占2.29%(观察正常人5403人)。

也有将色泽分为淡紫和青紫两类,淡紫占99.35%,青紫占0.65%(观察正常人1681人)。

4. 长度

一般以不超过舌下肉阜至舌尖连线的3/5为正常。

将舌下肉阜至舌尖连线分为5等分,区分为<1/5、1/5、2/5、3/5、4/5五组,各占3.9%、17.01%、50.90%、26.80%、1.39%(观察正常人5403人)。也有报道为:主干长度<3/5占98.26%,>3/5占1.74%(观察正常人1681人)。

也有评分法,如陈健民[1]报道的舌下络脉评分标准为:

①舌下络脉主干形态:单、双、多支干不曲张为0分;局限性曲张为2分;弥漫性曲张为4分。

②舌下络脉主干长度:不超过3/5者为0分;超过3/5者为2分。

③充盈度:下端略隆起,上端平坦为0分;饱满隆起、轻度弯曲为2分;明显隆起,圆柱形为3分;明显弯曲为4分。

④色泽:淡红、浅蓝、紫红、淡紫色为0分;青紫为1分;黑紫为2分。

⑤宽径:<2mm为0分;2mm~2.6mm为2分;≥2.7mm为4分。

⑥舌下络脉外带:无致密网状小血管为0分;有者为2分;囊柱状、粗支状、囊状突起似葡萄串为4分。

① 陈健民 整理,癌症患者舌象的临床观察与原理研究,中国医药学报,1990,5(1):35-37

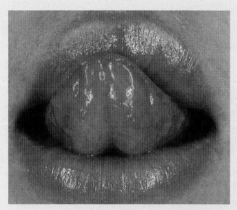 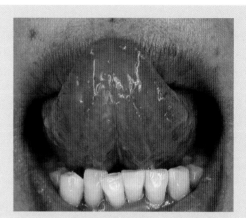

图401 正常的舌下络脉1：舌脉为 单支干 | 图402 正常的舌下络脉2：左侧的舌 脉为双支干

正常的舌下络脉的诊断意义：气血运行通畅。

（二）异常的舌下络脉

舌脉异常的核心指征是主干充盈、延长，进一步发展是主干曲张，出现致密网状小血管、囊柱状、粗支状，或囊状突起似葡萄串样的改变。与此同时，舌脉的颜色也随之加深。

1.舌脉主干充盈、延长

舌脉的主干增粗、隆起，向舌尖延长。在此阶段，舌脉色泽的变化往往尚不明显（见图403-404）。

舌脉主干充盈延长的临床诊断意义：多为气滞血瘀，以气滞为主。

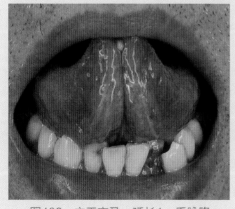 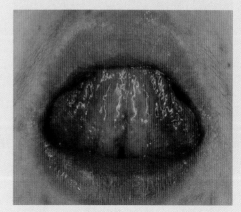

图403 主干充盈、延长1：舌脉隆起，近舌尖端的舌脉增粗，舌脉主干边出现小分支 | 图404 主干充盈、延长2：右侧的舌脉隆起、增粗

2. 舌脉主干曲张

舌脉因静脉内的压力持续增加而出现曲张。此时的舌下络脉进一步增粗，迂曲，并出现分支。

舌脉主干曲张的诊断意义：气滞血瘀，或寒凝血瘀，瘀血表现明显。

图405可见舌脉主干粗胀，有分支，主干与支干均迂曲。通过放大的图像，可见舌脉的前端有细络出现，细络向舌尖和舌侧缘部延伸（见图406）。

图407的舌脉主干显著隆起，粗胀延长并曲张。放大的图像显示舌脉有囊泡，色泽青紫。细络有细网状瘀血（见图408）。

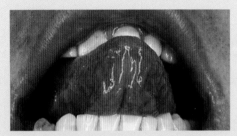

图405　舌脉主干曲张1

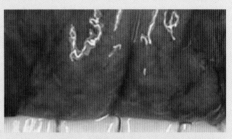

图406　舌脉主干曲张1的局部放大：两侧的舌脉充盈曲张，支络也明显隆起

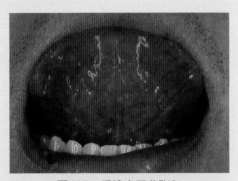

图407　舌脉主干曲张2

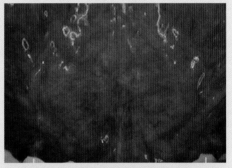

图408　舌脉主干曲张2的局部放大：舌脉明显粗胀、迂曲；舌脉有囊泡，细络呈细网状瘀血

3. 舌脉囊状突起，有细络

若舌下络脉的血管内压力进一步上升，舌脉便会出现囊状突起，或叫囊泡。囊泡的解剖学基础是临近瓣膜向心部分的静脉壁变薄，膨出呈囊状所致，在有多个瓣膜的静脉段，如果瓣窦扩张，静脉壁可膨出呈葫芦串状，又称为葡萄串状囊泡。

舌腹侧的微血管若透过黏膜显现出来，中医称为细络、瘀血丝。

舌脉囊状突起或有细络的临床意义：存在明显或严重的瘀血。

　　图409的舌脉粗胀，特别是左侧有明显的囊泡。放大的图像可见舌侧部有细络和瘀丝（见图410）。

　　图411的舌脉粗胀，有葡萄串状囊泡。放大的图像可见细络瘀血，有较多绛紫色瘀点（见图412）。

　　图413的舌脉粗胀、迂曲，有囊泡呈葡萄串状。放大的图像可见细络呈树枝状分布，颜色紫红，有瘀血点（见图414）。

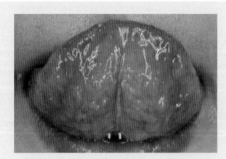

图409　舌脉囊状突起，有细络1

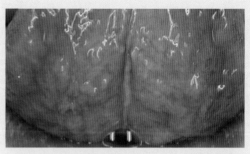

图410　舌脉囊状突起，有细络1：舌左侧有
　　　　囊泡突起；舌侧可见细络和瘀丝

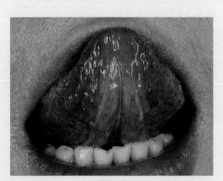

图411　舌脉囊状突起，有细络2

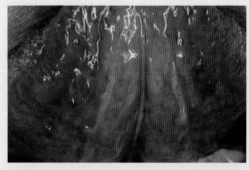

图412　舌脉囊状突起，有细络2的局部放大：舌脉
　　　　粗胀并见囊泡，小络脉扩张瘀血，有绛紫色瘀点

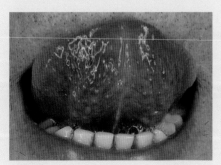

图413　舌脉囊状突起，有细络3

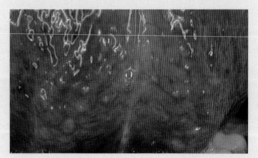

图414　舌脉囊状突起，有细络3的局部放大：
　　　　舌脉粗胀、曲张，有葡萄串状的囊泡；细络呈树
　　　　枝状，有瘀血点，色泽紫红

二、瘀斑

指舌体的局部出现紫暗色或青紫色的斑点或斑块。

据靳士英等的研究，舌腹面黏膜下静脉有两个系统，一个是舌神经伴行静脉，起源于舌侧黏膜下，由十余条小静脉从舌侧边缘向舌下腺浅面呈扇形排列，后注入舌根静脉干，或面静脉，或面舌静脉总干。另一个是舌下神经伴行静脉，起源于舌尖和舌背黏膜下，在肌层内形成数十条舌体静脉，多注入面舌静脉总干。[①]舌腹面黏膜下静脉如出血回流障碍，不但可以表现为紫舌，还可以在局部出现瘀斑。

清代的周学海在《形色外诊简摩》中说："舌质有变，全属血分与五脏之事。……尝见人无他苦，但苦常滑遗，视其舌，中心如钱大，光滑无苔，其色淡紫。又见患胃气痛者，其舌质常见通体隐隐蓝色。此皆瘀血阻于胃与包络之脉中，使真气不能上潮，故光滑不起软刺，是血因寒而瘀也。通体隐蓝，是浊血满布于细络也。"所说的细络满布浊血，便是形成瘀斑的道理。

（一）瘀斑舌的临床诊断意义

舌上瘀斑是诊断瘀血证的依据。瘀斑颜色青紫，多为寒凝瘀血；瘀斑颜色绛紫，多为血分瘀热。

常见的瘀斑有青紫色与绛紫色两种。

1. 青紫色瘀斑

青紫色瘀斑，指瘀斑的颜色青紫。

青紫色瘀斑的临床诊断意义：阳虚或寒凝的瘀血证。

瘀斑的青紫色主要来源于舌静脉的瘀血。

图415的舌尖有红点，舌两侧有青紫色瘀斑（见图416）。提取瘀斑的色度值制作色块，为L*59，a*17，b*2（见图417）。

图418舌两侧及舌尖部有多处出现青紫色的瘀斑。提取舌右侧的色度值，为L*46，a*17，b*12（见图419-420）。

---

① 靳士英主编，《舌下络脉诊法的基础与临床研究》，广州，广东科技出版社，1998年，第82页。

　　图421的舌色偏紫，瘀斑中似乎隐藏着青紫色的细络，取舌左侧的瘀斑处制作色块，色度值为L*57，a*19，b*6（见图422-423）。

　　青紫色瘀斑的色度值特征为红色分量值比较低，大体在a*20以内。

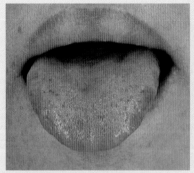

图415　青紫色瘀斑1

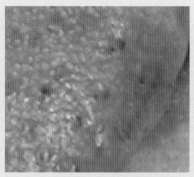

图416　青紫色瘀斑1的局部放大：瘀斑示舌静脉回流障碍

图417　青紫色瘀斑1的色度值L*61，a*16，b*3

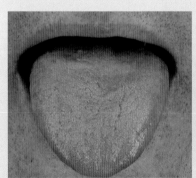

图418　青紫色瘀斑2

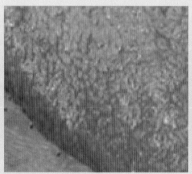

图419　青紫色瘀斑2的局部放大：舌侧的瘀斑处轻微隆起，示静脉回流障碍

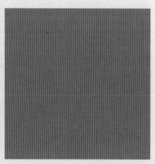

图420　青紫色瘀斑2的色度值L*52，a*15，b*10

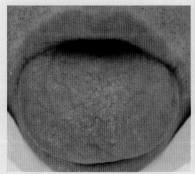

图421　青紫色瘀斑3

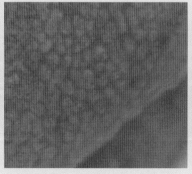

图422　青紫色瘀斑3的局部放大：全舌均可见斑驳的瘀斑

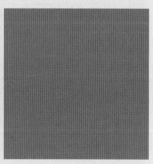

图423　青紫色瘀斑3的L*57，a*19，b*6

2. 绛紫色瘀斑

绛紫色瘀斑，指瘀斑的颜色为绛紫色，舌质的颜色也多为绛紫色。

绛紫色瘀斑舌的临床诊断意义：血分瘀热。

瘀斑的绛紫色主要来源于小血管过度充血导致的淤血或出血。

图424的舌质暗红，少苔。局部放大的图像显示瘀斑的颜色为较为鲜艳的绛紫色，色度值的红色分量较高（见图425–426）。

图427的舌质红绛，舌中有白苔。瘀斑主要集中在舌尖部，呈绛紫色。色度值为L*44，a*34，b*9（见图428–429）。

图430的舌质绛紫，少苔。瘀斑分布于舌的边尖部分，颜色深紫，提取色度值为L*33，a*32，b*7（见图431–432）。

绛紫色瘀斑的色度值特征为红色分量明显高于青紫色瘀斑，a*大于30。

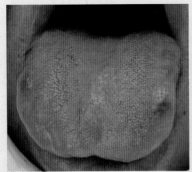

图424　绛紫色瘀斑1

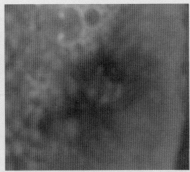

图425　绛紫色瘀斑1的局部放大。显示瘀斑为出血

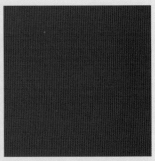

图426　绛紫色瘀斑1的色度值L*40，a*38，b*8

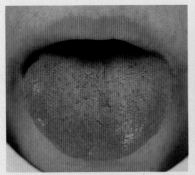

图427　绛紫色瘀斑2

图428　绛紫色瘀斑舌2的局部放大

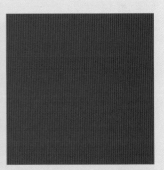

图429　绛紫色瘀斑2的色度值L*44，a*34，b*9

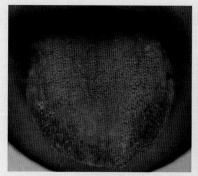 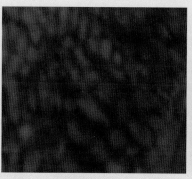 

图430　绛紫色瘀斑3　　　　图431　绛紫色瘀斑3的局部放大　　　图432　绛紫色瘀斑3的色度
　　　　　　　　　　　　　　　　　　　　　　　　　　　　　　　　　　　值L*33，a*32，b*7

（二）瘀斑与瘀点的关联性

在第五章中已提及瘀点是发生在菌状乳头的出血。当微循环障碍不仅仅发生在菌状乳头内，而是扩展到舌体时，便表现为绛紫色瘀斑。

若舌的血液循环障碍严重时，可以在舌体看到不同位置的淤血，如透过舌背黏膜看到舌静脉的青紫色淤血，在菌状乳头看到乳头内微血管的淤血，在舌体看到黏膜下的出血。

如图433可见到瘀点与瘀斑同时存在。舌尖红，菌状乳头充血，并有部分出血。出血处的色度值为L*43，a*41，b*13，红色的分量比较高，表明这是新鲜的出血（见图434-435）。舌侧可见青紫色的瘀斑，提取色度值为L*49，a*17，b*7（见图436-437）。图438可见舌下络脉亦呈瘀血征。舌下络脉主干充盈，在主干的外侧有紫红色细络的分支，形态迂曲。在靠近舌侧缘有红色的瘀点，并可见紫红色的瘀斑状改变（见图439）。

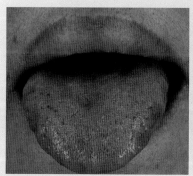 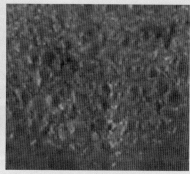 

图433　瘀点与瘀斑同时存在的　　图434　图433舌象的局部放大：舌　　图435　出血的菌状乳头的色
　　　　　舌象　　　　　　　　　　　尖的菌状乳头呈增殖性改变，部分　　　　度值（L*43，a*41，b*13）
　　　　　　　　　　　　　　　　　　乳头内有出血

　　因此，在判断瘀血与气血、寒热的胶结程度时，需要将瘀点、瘀斑、舌下络脉结合起来进行综合诊察。

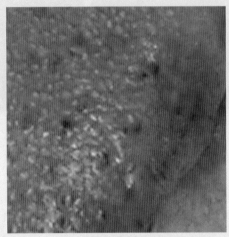

图436　图433舌象的局部放大：舌边有青紫色瘀斑

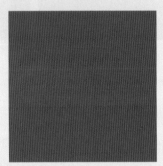

图437　青紫色瘀斑的色度值L*49，a*17，b*7

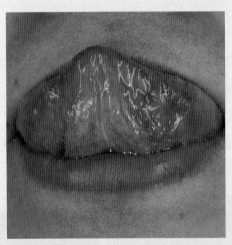

图438　图433舌象的舌下络脉

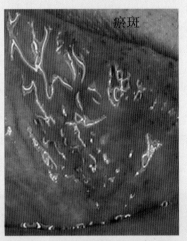

图439　图417的局部放大：舌下络脉主干充盈，络脉主干的外侧有紫红色细络，细络曲张，舌下亦可见到瘀点和瘀斑状改变

第九章

舌质与舌苔的综合诊察及演变规律

舌质与舌苔的综合诊察，指把舌质的信息和舌苔的信息放在一起，进行综合分析，以期获得一个比较全面、细致的舌诊结果。

舌质与舌苔的演变规律，指随着病程和病情的演变而发生的舌质与舌苔的规律性改变。

一、舌质与舌苔的综合诊察

介绍舌诊知识时，舌质与舌苔要分而述之，但临床应用舌诊，舌质与舌苔需相互参照，综合诊察。大体舌质与舌苔的综合诊察结果有如下几种情况：

1.舌质与舌苔的病证诊断意义相同，如图440舌色红，舌苔黄。舌色红与舌苔黄的诊断意义都指向热证。将舌中部进行局部的放大，丝状乳头呈增生性改变，乳头间的间隙变小，舌苔增厚（见图440-441）。舌质与舌苔的改变均指向热证的判断。

图442的舌质淡白，舌苔薄白而湿润。将舌根部的局部放大观察，丝状乳头颗粒的间隙变大，乳头有退行性的改变（见图443），舌质与舌苔的变化均指向虚证的判断。

当舌质与舌苔的诊断意义一致时，有利于快速做出舌象诊断。

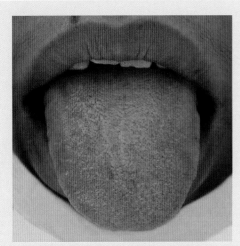

图440　舌质红，舌苔黄的舌象

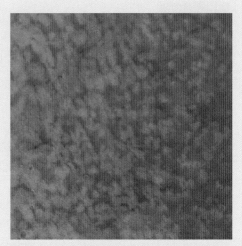

图441　图440的局部放大：丝状乳头的间
　　　　隙变小，舌苔增厚

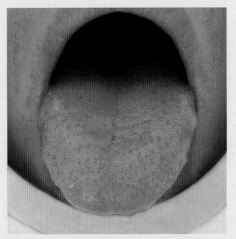

图442　舌色淡白，舌苔薄白润的
　　　　舌象

图443　图442的局部放大：丝状乳头的间
　　　　隙增大

2.舌质与舌苔的证诊断意义互补。如舌色红，舌苔腻。舌色红的诊断意义指向热证；舌苔腻的诊断意义指向湿、痰，或食积。此时不是简单地将各种舌诊信息叠加在一起，而是要结合病程、病情，进行病机的推演与分析，以进行准确、细致的诊断。

图444的舌色红，舌上有红点，舌苔白腻。舌红的诊断意义指向热证。舌苔白腻的诊断意义指向痰湿。将舌尖放大观察，菌状乳头充血，体积变大（见图445）。综合分析，舌象反映身体内的痰热正在进一步的化热过程中。

图446的图像显示舌色淡紫，有中度齿痕，舌尖有瘀点，舌苔白厚。将图像

放大，可见丝状乳头呈增生性改变，乳头间隙明显变小。菌状乳头亦呈增生性改变，有处于充血状态者，也有处于瘀血状态者（见图447）。舌色淡紫，有瘀点的诊断意义指向素体有瘀血，齿痕明显的诊断意义指向素体气虚，综合判断为气虚致瘀；苔白厚的诊断意义指向痰湿或食滞，属于本虚标实之证。若发生于外感病，因舌尖有红点，故舌苔虽为白色，邪气却已化热。诊断时须考虑素体因素。

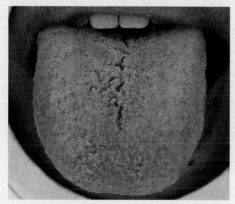

图444　舌色红，苔白腻的舌象

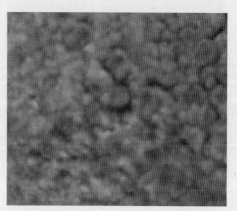

图445　图444的局部放大：菌状乳头充血，颜色变红

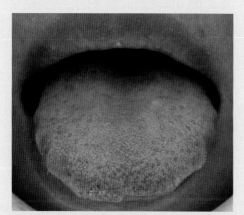

图446　舌色淡紫，有瘀点，舌苔白厚的舌象

图447　图426的局部放大：舌尖有瘀点；丝状乳头间隙缩小，舌苔变厚

　　图448的舌边、尖略红，舌中有裂纹，舌苔白腻，舌中部的舌苔薄黄腻。将图像放大，可见舌中除了有一条较深的裂纹外，尚有不少短裂纹。舌苔白腻，舌中部的舌苔变薄，为薄黄腻苔（见图449）。舌中部有裂纹的诊断意义指向胃阴不足，舌苔白腻的诊断意义指向体内有湿，舌边尖略红和舌中苔色黄的诊断意义指向邪气化热。

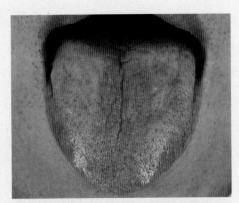

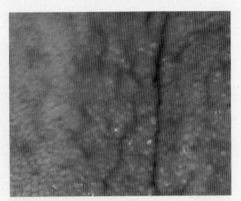

图448 舌边、尖略红，舌中有裂纹，
舌苔白腻，舌中部苔薄黄腻的舌象

图449 图448的局部放大：舌正中有一条
深裂纹，尚可见较多的细碎裂纹

3.舌质与舌苔的证诊断意义相矛盾。如舌色淡白，舌苔黄。舌色淡白的诊断意义指向虚证，或虚寒证；舌苔黄的诊断意义指向实证，或实热证。此时需要进行鉴别诊断，如先查舌苔黄是否属实属热？如果判断黄苔是假象，则不能作为诊断证据。若苔黄亦是真实表现，则为寒热虚实错杂的复杂之证。

图450的舌色淡白，舌两侧有两条唾液线。舌尖有一小溃疡，靠舌根部的舌苔略增厚，颜色略黄。舌色淡白的诊断意义指向虚证，或虚寒证。舌苔略黄的诊断意义指向有热。根据舌两侧有唾液线，舌尖有红色的小溃疡等综合分析，舌苔黄指向体内有热的可能性增大，需进一步结合脉与症进行合参。

图451的舌色淡白，舌体偏厚，右侧有齿痕。舌面散在有红点，舌尖红点密集，颜色鲜红。将图451放大，可见舌边的丝状乳头增生，舌苔白而分布不均匀。舌尖的菌状乳头体积变大，处于增生充血的状态（见图452）。舌色淡白的诊断意义指向虚证，或虚寒证。舌尖红点的诊断意义指向热证。从舌象信息分析，在虚证体质的基础上，感受外邪，邪气化热，或短期内有内热的可能性大。需要结合脉诊和问诊进行综合分析。

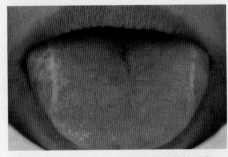

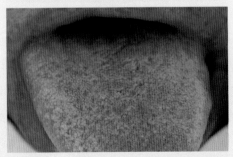

图450 舌色淡白，舌根部苔略黄的舌象

图451 舌色淡白，舌尖红点的舌象

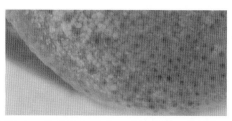

图452 图451的局部放大：丝状乳头增生，舌苔变厚；菌状乳头增生充血，颜色深红

古人对舌质与舌苔综合诊察的规律进行了总结，提出"舌质诊五脏，舌苔察六腑"的观点。即五脏的正气盛衰多通过舌质反映出来；六腑受邪的深浅与邪气的性质多通过舌苔反映出来，可概况为：察舌质观正气，望舌苔辨邪气。

二、舌质与舌苔的综合演变规律

外感病与内伤病的舌象演变规律各不相同。

（一）外感病

根据舌诊的发展史可以知道，舌诊最早是为了诊断外感病而产生的诊法。

在中医里，外感病被大体分为两类，一类为伤寒病、一类为温病。从时间的维度来看，伤寒病诊断的研究在前，温病诊断是从伤寒病诊断中分化出来的。也就是说，随着诊疗技术的提高，以及对外感病认识的深入，明末清初时，温病从伤寒病中独立出来，成为外感病的一个新分支。

温病的诊断遵循卫气营血辨证，在卫气营血辨证中，舌诊是重要的辨证依据。

1. 卫气营血辨证中的舌质、舌苔综合演变规律

卫分证时，典型的舌象是舌尖、舌边红，舌苔薄白；或者舌苔（白苔）在短时间内（一般在两三天内）迅速增厚。

气分证时，典型的舌象是舌红，苔黄，或黄厚而燥，严重时可见灰黑色燥苔。舌苔往往从舌的中部开始变黄，因此，在舌苔从卫分证的白色转变为气分证的黄色时，往往可以看到舌的中部苔黄，舌的两边苔白的情景。当邪气完全入里后，白苔便完全转化为黄苔。

营分证时，舌苔消退，露出舌质，因此，表现为舌色鲜红或绛红，舌苔少。

血分证时，舌色红绛，甚至呈深紫红色，舌面可见紫红色瘀斑。气血两燔

者，可见舌苔黄厚；若从营分证发展为血分证，多表现为少苔或无苔。

卫气营血证的舌诊，在卫分证、气分证时，以丝状乳头、菌状乳头的增生性改变为辨识要点。到营分证、血分证时，以丝状乳头、菌状乳头的退行性改变为辨识要点。此时不仅舌乳头发生萎缩性变化，整个舌体均因发热、脱水、血液高凝状态而发生了循环与微循环的障碍，即中医所说的瘀热互结。

2. 六经辨证中的舌质、舌苔综合演变规律

关于六经病证的舌诊，伤寒学里有专门的讨论，如《神验医宗舌镜》《伤寒舌鉴》等。日本的汉方医学也曾有专著研究，如《池田家舌函口诀》《腹舌图解》。归纳古代的论述，六经病证的舌质、舌苔的综合演变主要表现为：

太阳病的舌象：以舌淡红，苔白润，或滑为主要特征。

阳明病的舌象：以舌深红，或干红，苔黄干燥，或苔黑干燥为主要特征。

少阳病的舌象：以舌微红，或舌尖红，或舌红，苔薄白，或白滑，或黄为主要特征。

太阴病的舌象：以舌淡白，或舌淡紫带青而润、中绊青黑筋，苔薄白，或白润，或白滑为主要特征。

少阴病的舌象：以舌淡白、舌体萎软，或舌淡紫带青而润、中绊青黑筋，苔白，或苔白而燥，或白滑为主要特征。

厥阴病的舌象：以舌淡白，或淡红，或舌尖红，或舌干红，苔白，或苔似燥，或苔白滑为主要特征。

值得注意的是邪气直中阴经时出现的"舌淡紫带青而润、中绊青黑筋"舌象，指舌色淡而青紫，湿润，甚至舌上可见青黑色的络脉，提示当脾胃、心肺的阳气衰败时，舌色会向青紫色、有瘀斑的方向演变。

伤寒三阴证若出现舌色青紫而湿滑，此时无论苔色是黄、是黑，均表示阳气衰败，气血瘀滞，为危重之证。

（二）内伤病

内伤病的舌诊是在外感病舌诊之后发展起来的，主要形成于清中期以后。

由于内伤病多为慢性疾病，舌象不似外感病那样变化迅速，容易掌握，所以，最开始古人曾有内伤病的舌苔变化小，舌诊不适合内伤病诊断的说法。

注重观察舌质，特别是发现了淡白舌，是内伤病舌诊进步的突破点。

1. 舌色向淡白－青紫的方向演变

内伤病时，舌色从淡红色转向淡白色，表示出现了虚证，如气虚、血虚、气血两虚、阳虚。若舌色淡白进一步向青紫舌发展，表明虚证向严重的阳虚证发展。阳气衰败，则气血无以运行，瘀滞于血脉中，使舌色青紫，舌苔湿滑。气血瘀滞，又进一步导致阳气更加衰竭，是一个恶性循环，病情笃重。

2. 舌色向红－绛紫的方向演变

内伤病时，舌色从淡红色转向红色、深红色、紫红色，表示热证越来越重，津液、阴液越来越亏。舌苔厚者为实热，舌苔少或无苔者为虚热。舌色绛紫，并出现瘀斑，或紫暗的脉络，表示血热瘀血，病情笃重。

（三）复杂、危重疾病的舌象

复杂、危重疾病的舌象，在古代的舌诊专著中多有论述。

作为危重舌象，主要表现为寒极的青紫舌、无苔，或湿滑苔；热极的绛紫舌、无苔、腐苔，舌面干燥。

复杂疾病主要表现为寒热错杂，虚实夹杂的病证。此时的诊断，不仅需要进行充分的舌象分析，也要四诊合参，更有赖于丰富的临床经验，才能做出准确的诊断。

（四）结语

要之，舌诊的价值如作者在序言所说：

舌诊之所以重要，是因为通过舌象，能够观测中医的生命构成（脏腑与气血津液——中医生命观的核心）、把握中医的致病因素（风、寒、湿、燥、火热——中医病因观的核心）、辨识中医的疾病状态（阴、阳、表、里、寒、热、虚、实——中医疾病观的核心）。因此，舌诊是中医的关键诊断技术。

将这几句话进一步提炼，中医以重视机体的功能状态为主旨，其机体功能变化的基础是脏腑所化生的气血津液。气血津液与机体功能状态的关系如图453所示：

机体的功能状态以"平和"为正常，病态分为"太过""不及"两类，两类具体化为虚、实、寒、热、燥、湿的病态，六种病态是气血津液的偏颇、偏胜偏衰所致。而舌象是反映这些病态的晴雨表。

可以说，这是中医舌诊理论与技术的创新点，也是有待进一步开发、探索的科学价值所在。

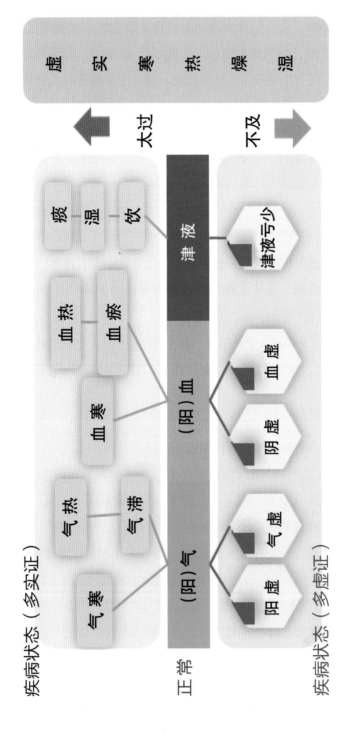

图453　气血津液的变化与机体病态的关系

附录：教学安排

课程总计为 60 学时，读片训练时间与课程时间比为 1：1 或 1：2。以 1：2 为最佳。

第一章	基于视觉的舌诊简史	2 学时	通过了解舌诊的发展简史，知晓舌诊的诊断思路与诊断价值。
	数字舌诊的研究概况	2 学时	了解数字舌诊的研究方法与内容。
第二章	舌诊的生理学基础	2 学时	掌握舌诊的中医理论基础，掌握舌体，舌粘膜的组织学知识。
第三章	辨色力的评估方法及测评	2 学时	了解辨色力的评估方法，测评学习者的辨色力水平，并进行提高辨色力的训练。
	舌色色度值的采集方法	2 学时	掌握对舌体色度值的采集方法与色度分析方法。
	舌质颜色的分类与辨别	8 学时	掌握对正常及异常的舌质颜色的分类观察与识别。
	舌苔颜色的分类与辨别	2 学时	掌握对正常及异常的舌苔颜色的分类观察与识别。
第四章	正常丝状乳头的特征	2 学时	掌握正常的薄白苔的图像特征。
	丝状乳头增殖性改变所表现的舌苔特征	4 学时	掌握厚苔、腻苔的图像特征及鉴别诊断要点。
	丝状乳头退行性改变所表现的舌苔特征	4 学时	掌握少苔、无苔、腐苔的图像特征及鉴别诊断要点。
	有根苔与无根苔的辨别	2 学时	掌握有根苔与无根苔的图像特征。
	丝状乳头的异常分布状态	2 学时	熟悉丝状乳头异常分布状态的表现形式及图像特征。
	丝状乳头的津液描述	2 学时	掌握丝状乳头津液异常的分类及图像特征。
第五章	正常的菌状乳头	2 学时	掌握正常菌状乳头的图像特征。
	菌状乳头的增殖性改变所表现的舌象特征	4 学时	掌握菌状乳头增殖性改变的分类与图像特征。
	菌状乳头的退行性改变所表现的舌象特征	4 学时	掌握菌状乳头退行性改变的分类与图像特征。
	菌状乳头的出血	2 学时	掌握菌状乳头出血的分类与图像特征。
第六章	各种异常舌形的诊断	2 学时	熟悉各种异常舌形的图像特征。
第七章	各种异常舌态的诊断	2 学时	熟悉各种异常舌态的图像特征。
第八章	舌下络脉的观察	4 学时	掌握正常与异常舌脉的图像特征及鉴别诊断。
	瘀斑的观察	2 学时	熟悉瘀斑的分类及图像特征。
第九章	舌质与舌苔的综合诊察及演变规律	2 学时	了解舌质与舌苔的综合诊察的诊断思路；了解舌质与舌苔的基本演变规律。

后记

两年来，在本书的写作过程中，我与丈夫的家族失去了4位亲人，年龄分别为103岁，100岁，61岁，17岁。《黄帝内经素问》的第一篇所提出的第一个问题便是："余闻上古之人，春秋皆度百岁，而动作不衰；今时之人，年半百而动作皆衰者，时世异耶？人将失之耶？"。回答："上古之人，其知道者，法于阴阳，和于术数，食饮有节，起居有常，不妄作劳，故能形与神俱，而尽终其天年。"

这个生命的终极之问，问得好！

中医学认为，形与神俱，才是如常的生命体；若形与神离，生命也就消失了。养生的具体方法说来似乎简单：食饮有节，起居有常，不妄作劳（包括身心两部分）。做到了，便是法阴阳，和术数。可见，如果没有遗传缺陷和意外，每个人都应该有机会活到天年，即天赋的年寿。

在中医学的认知里，健康的维护并不能依赖医药，每一个人都应该学习有关生命的智慧。在生命的智慧中，中国医学的宝库中有丰富的知识和技术，舌诊便是这一宝库中璀璨的瑰宝。

迄今为止，有数个研究团队对功能社区或体检人群做过正常舌象检出率的调查，大体能达到舌质、舌苔都正常（即淡红舌、薄白苔，舌形不胖不瘦，舌苔润）者，只占人群的5%左右，其正常率比西医的体检正常率还要低。笔者所见的仁寿者，舌象也比自身的生理年龄表现得更好。过去的母亲，大多会根据儿童的舌象来判断其健康状态，达到治未病的目的。因此，更有效地运用舌诊，不但对医生诊治疾病很重要，也是每个人掌握自身健康状态的重要手段。

　　笔者抱着让舌诊更准确、有效地发挥健康维护作用之目的，与众多同道一起进行了长达十余年的探索。在本书搁笔之际，衷心地向每一位研究团队的成员表示感谢，这里有北京同仁医院体检中心的全体医务工作者，有我的历届硕士、博士研究生，还有上海道生医疗科技有限公司的众多工作人员，在使用道生舌诊仪的过程中，他们不厌其烦地协助解决仪器使用中的各种问题，其中特别要感谢王林雁女士、丛良万先生给予的大力协助。撰写中，世界中医药学会联合会舌象研究专业委员会微信群的498位同道，也是给予我们启发的智囊团，在此也一并表示感谢。

　　本书最终定名为《数字舌诊基础教程》，笔者感觉在医学影像学快速发展，影像分析已经成为当今中医舌诊之工具的今天，有必要在舌诊的临床、教学与科研中，留下一个阅读舌图像的功课。通过看舌图像，研读舌图像，来促进宏观的功能态舌诊与微观的结构态舌诊之有力与有机的交融。

梁　嵘

2019年8月12日

主要参考文献

1.（唐）王冰注. 黄帝内经素问［M］. 北京：人民卫生出版社，1963.

2. 灵枢［M］. 北京：人民卫生出版社，1963.

3.（东汉）张仲景. 伤寒论［M］. 北京：中国医药科技出版社，1998.

4. 秦越人. 难经集注［M］. 北京：人民卫生出版社，1956.

5.（宋）成无己. 伤寒明理论［M］//曹炳章. 中国医学大成（四）. 上海：上海科学技术出版社，1990.

6.（元）杜清碧，史介生. 史氏重订敖氏伤寒金镜录［M］. 杭州：新医书局，1955.

7.（明）王景韩. 神验医宗金镜［M］. 上海：上海科学技术出版社，1993.

8.（明）薛己. 薛氏医案［M］. 收录于四库医学丛书. 上海：上海古籍出版社，1991.

9.（明）吴又可. 浙江省中医研究所. 瘟疫论评注［M］. 北京：人民卫生出版社，1985.

10.（清）吴坤安. 伤寒指掌［M］. 上海：上海科学技术出版社，1959.

11.（清）程杏轩. 医述［M］. 合肥：安徽科学技术出版社，1983.

12.（清）梁玉瑜，舌鉴辨证［M］. 北京：中医古籍出版社，1985.

13.（清）周学海. 形色外诊简摩［M］//郑洪新，李敬林，胡国臣. 明清名医全书大成：周学海医学全书. 北京：中国中医药出版社，1999.

14.（清）高世栻. 医学真传［M］. 南京：江苏科学技术出版社，1983.

15.（清）章虚谷. 增批评点医门棒喝［M］. 台北：自由出版社，1973.

16.（清）石寿棠．医原［M］//曹炳章．中国医学大成（二十一）．上海：上海科学技术出版社，1990.

17.（清）傅松元．舌胎统志［M］//臨床漢方診断学叢書28．日本大阪：オリエント出版社，1994.

18.（清）刘恒瑞．察舌辨症新法［M］//曹炳章．中国医学大成第十二册．上海：上海科学技术出版社，1990.

19.曹炳章．彩图 辨舌指南［M］．南京：江苏人民出版社，1962.

20.邱骏声．国医舌诊学［M］．上海：中医书局，1955.

21.陈泽霖，陈梅芳．舌诊研究（第二版）［M］．上海：上海科学技术出版社，1982.

22.靳士英．舌下络脉诊法的基础与临床研究［M］．广州：广东科技出版社，1998.

23.李乃民．中国舌诊大全［M］．北京：学苑出版社，1995.

24.建国40周年中医药科技成就［M］．北京：中医古籍出版社，1989.

25.郭德济．光谱分析法［M］．重庆：重庆大学出版社，1994.

26.北京中医学院诊断教研组．中医舌诊［M］．北京：人民卫生出版社，1960.

27.国家中医药管理局．邓铁涛．中医诊断学［M］．上海：上海科学技术出版社，2013.

28.江苏省中医学校诊断教研组．中医诊断学［M］．上海：上海卫生出版社，1958.

29.王季藜，杨拴成．舌诊鉴源［M］．北京：人民卫生出版社，2001.

30.梁嵘，秦济成．敖氏伤寒金镜录师生读书笔记［M］．北京：中国医药科技出版社，2017.

31.王彦晖，陈少东．湿疫与舌象［M］．北京：化学工业出版社，2020.